実践的「電子カルテ論」

21世紀の医療の鍵はＩＴが握る

秋山暢夫

静新新書
007

目次

はじめに

のっけから昔話で恐縮だが、50年前に母校の第二外科に入局した1年目には、まだ明治の中期に建てられた木造の病棟が使われていた。体育館並みに大きい10人部屋があり、週3回の教授回診では、50人くらいの医局員が付いて回ってきた。

医局員は、ただ儀礼的に教授回診に付き従っていたわけではない。当時は、気管内麻酔、抗生剤、術前・術後の処置の3本柱を基礎に、すさまじいまでの外科の興隆期が始まったまさにその時期に当たる。本邦第1例目の手術といった患者さんが病棟のあちこちにいたから、医局員はそれぞれ、興味のある患者さんの経過を、回診の度ごとに熱心に追いかけていたのである。

たっぷり2メートルはある真四角なテーブルの上に、10人分のカルテが載せられていて、先輩が興味をもってカルテをめくるから、前の日のカルテを書いていないような勇気のある新人はいなかった。学会発表になる症例は数多く、何人もの先輩がカルテを詳細に検討していくので、ポジティブな所見以外に、ネガティブな所見も記載しておかないと先輩のチェックに耐えられなかった。
カルテの書き方を誰に教わったわけではないが、受け持ち患者さんが減って時間の余裕ができた1年上の先輩の、すばらしいカルテがお手本になったし、自分のカルテが多くの先輩の目に触れることで、医局全体からオーディット[*1]を受けているようなものだった。カルテの重要性は、新人の時に厳しく叩き込まれたから、病院の管理者になってからも、カルテの充実は常に最大の関心事だった。

時代は変わって、電子カルテが登場するようになり、一般の人々にもその名が知られるようになった。厚生労働省は平成18年までに、全国の４００床以上の病院の60％に、電子カルテを普及させるという目標を掲げたが、膨大な予算と手間を要するため、国レベルでの統一的な規格の電子カルテの作成には関わらず、各病院での自主開発に任せることにした。

医療の世界にいても、紙のカルテしか知らない医療者が、自分が実際に使う立場になったらどうなるかという電子カルテに対するイメージを、現状で抱けるかどうかは、かなり疑問である。電子カルテの普及度が未だしということもあるが、電子カルテはかくあるべしという概念、あるいはコンセンサスが、医療界でまだ充分熟成されていないからである。

インターネットで「電子カルテ」を検索すると、無数とも言える検索対象が出てくる。しかし、国のレベルで取り組まれているＨＬ７[*2]などの共通言語や、病名、医薬品、検査の標準マスタの設定など、電子カルテの部品については、確たる方向性を読み取ることができるが、今使われている電子カルテの構成の全貌や、使い勝手を把握できる文書にはたどりつかない。

なぜ、電子カルテの全貌を知り、使い勝手を把握できる文書にたどりつけないのか。今の電子カルテの議論が、アナログの記載をデジタルの記載に替える技術的対策に集中していて、従来の紙のカルテのもつ問題点を、デジタル化に際しどう解決するかという、電子カルテのあり方に関する視点が欠落しているからである。

診療録の本質論に立ってデジタル化を考えなければ、紙のカルテのもつ多くの問題点を一気に改善しうる、千載一遇の好機を逸してしまう。当院では、医療者として、診療録のあり方に充分検討を加え、配慮した上で、システムエンジニアとともに電子カルテを自主開発した。本書では、開発上のコンセプト、開発後の実使用体験を医療者の主観に徹して述べてみたい。

本書が、これから電子カルテを導入しようとする施設の管理者、使用する立場の現場の医療者にとって、ご参考になれば幸いである。

電子カルテ導入への医師の危惧

電子カルテを導入していない病院の医師は、何となく伝えられる情報から、電子カルテでは決められたボックス内にあらかじめ用意した文字列をはめ込むので、記載の内容が制限されて十分な表現ができないのではないか、自由に記載するためにキーボード入力するのは、もっと大変なのではないかという危惧を持っているであろう。

今使っているワープロの漢字変換の頼りなさは相当なものだから、かなり速くキーボードを打つ自信のある医師でも、患者さんの診察中にワープロを打つなんてとても無理だと思うだろう。病院の幹部クラスの医師は特にそうかもしれない。

ところが、若い人たちにとっては、ブラインドタッチで目にも留まらぬ速さでキーボードを打つのは、ごくごく当たり前のことなのである。学習能力の低いワープロでも、使いこなしてあれば、漢字変換の誤りは驚くほど減ってくる。

若い人たちが片時も離さない携帯電話で、キーボードより速く文章の打てる人がテレビで紹介される時代である。携帯メールでも6，000字が送れる。21世紀に入って何年か経った今日では、筆記具を使って手書きの文字を書くより、携帯電話のボタンやパソコンのキーボードで文章を作ることの方が、はるかに多い人はたくさんいる。

確かに、これまで提唱されてきた電子カルテの記載方式は、ボックス内にあらかじめ用意した文字列をはめ込むテンプレート方式であった。医療は本来、患者情報を受身に取得し、これに対応していくもので、テンプレート方式では本質的に多彩な患者情報のすべてに対応することはできない。

何も書かれないカルテが横行している病院では、テンプレート方式で重要事項の記載漏れがなくなれば、カルテの質が向上するかもしれない。しかし、これまで手書きで、何処に出しても恥ずかしくない立派なカルテが書かれていた病院では、テンプレートにはめ込もうとすれば、カルテの質は著しく劣化する。先行して電子カルテを始めた全国の病院で、記載の自由度のないテンプレート方式はすでに破綻を生じている。

歴史的事実として、[*3]オーダエントリシステム導入の初期でも、使い勝手の悪いシステムを入れた病院での悪評が、これから始めようとする病院に強い反対論をもたらした。電子カルテについても同様で、先行して始めた病院での使い勝手の悪さが頻々と伝えられ、診療を阻害するシステム導入への反対が、新たに電子カルテを導入しようとする病院で、医師から強く主張されているのも偽らざる現実である。

何事によらず、各病院の医師が旧来のシステムを変えようとする際に示す抵抗は、度が過ぎている。診療面での保守性は、時に患者さんの安全を守ることに繋がるが、自分にとって不慣れな新しいシステムを、診療を阻害するものと決め付けて、杞憂を現実のごとく問題視するのはよくない。

トータルオーダエントリシステムも、電子カルテシステムも、目指すところは業務の合理化であり、省力化である。使い勝手の悪いシステムをわざわざ導入する理由はどこにもない。要は、使い勝手の良いシステムを導入すればよいのである。

手書きの医療記録

オーダエントリシステムが普及する以前、例年4月、5月は、看護師や薬剤師が、新任の医師の象形文字を解読すべく四苦八苦する季節であった。新人の医事課職員は、最も読みにくい医師たちの字が判読できるようになると、ようやく一人前として扱われた。

医師は誰でも、他施設からの悪筆の紹介状には、毎度苦労しているのではないか。院内での他科依頼の返事や検査の報告を読むのに、大変な思いをするのは分かっていても、自らの悪筆を直すことには結びつけてこなかった。

医師同士では相身互いであるとしても、院内の全職員に医師の悪筆の弊害を押し付けてきたのは、明治維新の帯刀禁止令以前の、百姓・町人に対する切り捨て御免の武士の感覚と違わない。医師の読めない字が、大手を振って院内をまかり通ってきたのは、医師の驕りとしか言いようがない。

読める字で書かれた内容のあるカルテは、看護師によく読まれている。医師の把握している患者さんの病状、診断、治療方針が容易に読み取れれば、チーム医療の上で、患者さんの治療に及ぼす好影響は計り知れない。主治医が口頭で看護師に伝えるにしても、夜勤者を含めて、全員に正確に伝える事は不可能である。主治医のカルテが読めさえすれば、伝達ミスが介在することなく、主治医の意思が正しく全員に伝わる。

看護師に読める字も書かずにチーム医療を唱え、看護師に完璧な看護を期待する医師がいるとすれば、身勝手すぎる。看護には期待せず、自分ひとりで患者さんを治す気でいる医師がいるとしたら、言語道断である。

内容はよくても字が読めず、看護師が医師のカルテを利用できなかった対極に、毎朝の引き継ぎのときなど、温度板を看護師に占有されて医師が自由に見ることができず、夜間の看護記録も参照できなかった問題があった。これは、読めない字の問題ではないが、書かれたものは一部しかないという、手書きの記録のもつ宿命が、看護師の記録が読めないという問題提起を、医師の側にもしていた。

手書きの看護記録は、通常、医師のカルテよりは遥かに読みやすいが、やはり読むのに努力を要する記載もある。医療の記録のすべてを、読める記録にする必然性は明らかにある。

電子カルテ化への時代の流れ

筆記具の歴史を振り返ると、50年前は、鉛筆かペンが主体であった。手書きと並行して公式な書類に用いられていたのは、タイプライターである。欧米では昔から、英文タイプライターが使われてきたが、欧米人に悪筆がいないと考えるのは誤りで、広く普及した有用な文章作成ツールであった。

和文タイプライターは、同じタイプライターといっても、専門のタイピスト以外には扱えなかった。手書きで使われる膨大な数の漢字を、一つ一つ、選び出していかなければならず、専門職によっても、大変な手間と時間を要したから、和文タイプが要求された公式書類の作成には、能率の高さはまったく期待できなかった。

筆記具の革命は、ボールペンと日本語ワードプロセッサでおきた。ボールペンがにじみのないスムーズな書き味のものに変わると、万年筆を駆逐した。また、文書の作成に際して、日本語ワードプロセッサは専門職のタイピストを必要とせず、アルファベットを入力して容易に漢字変換が得られるため、和文タイプを実用の世界から追放した。誰でも自由に文章の並べ替えやコピーができることから、日本語ワードプロセッサは加速度的に普及して、現在では、手書きの筆記具に取って代わったという見方もできる。

インターネットの普及に伴い、電子メールによる情報交換が日常的な通信手段となった。個人的な手紙のやり取りから公的な諸手続きにいたるまで、郵便物として書類を郵送する代わりに、インターネット経由でいながらにして済ますことが当たり前になった。携帯電話を一日中片時も離さず、メールを送り続け、メールを読み続ける若い人は別にしても、筆記具を用いた情報交換の時代は、次第に遠いものになりつつある。

今日、院内で日常使われている医療機器は、すべてコンピュータに制御されている。非常に簡単に見える器具でも、チップくらいは使われている。院内は事実上コンピュータだらけで、診療に際して意識するかどうかは別として、コンピュータと向き合わないわけにはいかない。

現在、オーダエントリシステムが稼動していない病院は少ないだろう。すべてのオーダがコンピュータの端末で画面に向かって出せ、すべてのオーダの結果が放射線画像を含めて画面で見られるようになっているのに、診療記録だけを筆記具を用いて紙に書くのでは、診療手順の一元化が果たされていない。

オーダ画面と紙の病歴という別々のツールを併用する使い勝手の悪さに加えて、カルテが紙のままであれば、デジタルのデータをすべてプリントアウトして、紙のカルテとして編集しなければならない。病歴の置き場を確保し、必要な場合に探し出し、搬送する、従来の医事課や病歴室の煩わしさは解決されない。

電子カルテでは当然のことながら、カルテの表紙、初診時カルテ用紙、問診表、2号用紙、診断書用紙、検査や手術の説明書・承諾書なども、デジタル情報として管理される。単に画面上に呼び出すだけでよいから、紙のカルテで必要であった印刷も、保管も、運搬も不要となり、大幅な事務量の合理化、省力化に繋がる。

電子カルテといっても、カルテの構成そのものは、紙のカルテと本質的には変える必要がない。しかし必然的に一患者一カルテになり、初診時から、患者さんの生涯を通じて、外来、入院の切れ目なく、同じカルテが連続使用されることになる。このため、全科のカルテに目を通すことが可能となり、自科のカルテだけを抜き出して、各科別カルテの長所を生かすこともできる。ここでは、一患者一カルテか、各科カルテかという論争は自然に消滅する。

電子カルテでは、医師だけでなく看護師をはじめ、患者さんの診療に関わる医療スタッフのすべてが、同じ画面に向かって記載していくことになる。他の職種の記録をすべて見ることができる上に、職種ごとに自分の必要とする情報だけを引き出すことも、当然、容易にできる。

院内どこの端末からでも自由に必要とする情報を引き出し、オーダすることができるから、入院患者さんのオーダやカルテの記載が、病棟でないとできなかった従来の記載場所の制約は、まったくなくなる。端末の台数さえ確保してあれば、看護師の引き継ぎ中に温度板が見られないという、手書きの記録が1つしかないことによる悲劇も解消される。

紙のカルテの時代には、カルテが医師の専有物ではないとの議論は、なかなか医師に浸透してこなかった。電子カルテになれば、いやが応でも、カルテは自動的に医師の専有物ではなくなる。記載をしオーダする権限は、職種によって規制されるが、記載されたカルテの内容やオーダされた結果は、すべての職種が自由に見ることができるから、医師の意識は変わらざるをえない。読めない字が読める字に変わったことで、カルテは主治医の書くものから院内スタッフ全員が読むものに、変質を遂げる。

一方、電子カルテ化は、即、ペーパーレス化ではない。他施設からの紹介状や、患者さんの署名のある同意書など、手書きの入った文書は、ＰＤＦ[*4]でファイリングしなければならず、逆にオーダはデジタル化されていても、ワークシートなどの作業予定はプリントアウトして使用するので、医療業務では紙の文書はなくならない。

電子カルテの使い勝手は、記録とオーダの連携で決まる。記録系、オーダ系と大きく切り分けた上で、記録を参照しながらのオーダやオーダの結果を参照しながらの記録がスムーズに行なえるよう、省力化を念頭に工夫することが大切である。

今後は医療費の請求も、電子レセプト[*5]に移行していく。電子カルテは嫌だといっていられる時代ではない。21世紀に医療の世界で仕事をしていくためには、コンピュータと無縁であることは不可能である。

初期のバグ[*6]は避けられず、はじめから完成品ではないことも、承知していなければならないが、納得がいくまで電子カルテの使い勝手を改善していく必要がある。電子カルテの開発に、始まりはあっても、終わりはない。

オーダエントリシステムと電子カルテ

30年以上前から、新設医大を中心にオーダエントリシステムの構築が始まった。医療の分かる、大学附属病院の医療情報部の開発したシステムは成功したが、その後、コンピュータメーカーが開発したオーダエントリシステムが出回り、医療の分からないシステムエンジニアが安易に開発したシステムは、採用された各病院でユーザーの大不評を買った。

古いオーダエントリシステムは、ホストコンピュータ[*7]を中心に組み上げられたパッケージで、使い勝手を直そうにも、後からの仕様の変更は不可能であった。当院でも、平成5年にスタートしたクラーク入力の処方オーダでは、仕様の変更がまったく利かない悲哀を、十二分に味わわされた。

沼津市から院外処方箋発行の指示があった際、判読困難な手書きの処方箋を出すわけにはいかず、医師入力の処方オーダを行なうことにした。当時、コンピュータのハードの進歩により、[*8]クライアント・サーバシステムが登場して、部分的にプログラムを組み上げていくことができ、部分的に仕様の変更ができるようになった。クラーク入力の処方オーダで懲りた経験から、メーカーの既成のパッケージを導入せず、エスビーエス情報システム社との協働で、仕様の変更が利くクライアント・サーバシステムによる自己開発をする選択をした。

医師入力の処方オーダの導入に対して、他院で使い勝手の悪いシステムを経験した医師から、大反対があった。処方オーダでは、前回と同じ処方を出す割合が7割を超えないと、処方に要する作業時間が手書きと同じにならないのは、当時の常識であった。画面上で、多くの候補のうちから薬剤名を選び、用量を入れ、用法を選択し、何日分かを指定すると、初回の処方では明らかに手書きより遅い。

医師は、患者さんがよほどのお年寄りか、肝機能、腎機能の障害者でない限り、体重80キロの男性であろうが、40キロしかない女性であろうが、意外と無頓着に常用量を処方する。当院では、薬剤名を選ぶ手順には変わりはないが、通常の用量、用法とともに、当時、保険で許されていた投与日数の14日分をデフォルトで表示し、必要があれば変更するようにした。こうすれば、初回の処方であっても、手書きより明らかに速い。

デフォルト値が入っていると時間的余裕があり、この量でよいのか、この日数でよいのかを、かえって意識する機会が生まれる。処方オーダの成功は、その後のオーダエントリシステム導入に、良い効果をもたらした。

各病院のオーダエントリシステム導入の歴史をたどると、かつて某大学病院では某社のパッケージを導入したが、原形をとどめないまでカスタマイズが加えられ、別の大学病院では元が某メーカーのものと分からないまで独自に手を入れている。また、ある病院は、パッケージのカスタマイズが利かないので、契約金の半分を両者で負担して契約解除したという。メーカーのパッケージは、仕様を直すとなると莫大な費用が掛かるため、早くから取り組んだ病院は、それぞれ使い易いシステムに改善するために、多大の費用と労力を費している。

現在どこの大病院でも電子化されているのは、通常、トータルオーダエントリシステムまでで、電子カルテの普及までには至っていない。厚生省（当時）の電子カルテの研究班は平成6年に発足したが、電子カルテの開発までには時代が進んでおらず、これといった成果を得ずに終わった。厚生労働省は平成11年に、電子媒体によるカルテの保存を認めたが、国自体は統一規格の電子カルテの作成は行なわず、病院ごとの開発に任せることとし、その一方で、平成18年度までに、４００床以上の病院の60％で電子カルテ化することを目標に掲げた。

平成17年度までに電子カルテに移行した病院は、せいぜい10%と見られ、国の到達目標にはほど遠いが、カルテはいずれすべて電子化され、医療費の請求も電子レセプトに変わる。

オーダエントリシステムに関して、部門システムでは、それぞれに優れたものが開発されており、マルチベンダーの採用が合理的だが、メインシステムと部門システムは現在のところ共通言語をもっていないので、部門システムをメインのシステムに繋ぐには多額の費用がかかる。各部門の今後の医療機器の更新の際、デジタルの機器を選ぶことと、メインのシステムに繋ぐ費用を積算することをしておかないと、情報システムでの費用負担は困難である。オーダエントリシステムが、部門システムとの間で一本化されていないと、電子カルテとの連携に個別の費用が発生する。

オーダエントリは診療行為や医療費の請求とリンクするのでプログラムの作成に手が掛かるが、電子カルテは単なる文面のやり取りなので、オーダエントリより手が掛からず、開発の費用も掛からないと考えるのは、安易過ぎる。

近年、どこの病院でも担当医個々の努力によって、手術記録、検査報告書、紹介状、紹介医への報告、退院時サマリーなどがワープロ入力され、プリントアウトした文書が使われているが、電子カルテでは、単にワープロ入力された文書を表示するわけではない。

電子化された情報は、一度入力すれば、必要な時に何度でもどの場面ででも、出力して使う事ができるのがメリットである。文書として入力した情報を必要個所にリンクを貼って、いかに有効に出力し利用できるかが、電子カルテの優劣を決める。

当院では、医療情報の専属職員はいなかった。臨床の忙しさに明け暮れるスタッフに呼びかけて、新たに電子カルテの構築に携わるチームを編成することは、不可能と判断された。しかし、オーダエントリシステムの構築には、数年にわたって、すでに毎週、エスビーエス情報システムのエンジニアと討議を重ねてきたワーキンググループが存在していたから、そのまま電子カルテのワーキンググループへ移行することにした。エスビーエス情報システムのエンジニアと協働でプロトタイプを構築した後、スタッフ全員が参加して電子カルテの完成度を上げ、使い勝手の改善を図る方針を示し、院内の了解を得た。

電子カルテ固有の要件

電子媒体で保存できる医療情報は、最初から電子化された情報とする規定があり、テンプレート方式か、キーボード入力を選択せざるを得ない。当院では、迷わず、キーボードによる記載方式を選択した。キーボード入力は自由に記載できて、多くの候補の中から文字列を選ぶテンプレート方式より、結果的に速い。

医学辞書の導入で、医学用語の変換の誤りは意外に少ない。キーボード入力の省力化のため、呼び出し記号の入力で、使用者別に定型文の入力を可能とする省力化の工夫もできる。

他方、特定の疾患の症状の記載や、観察項目のチェックなどには、テンプレート方式は大変役立つ。電子カルテの記載を、すべてテンプレート方式にしようとするこれまでの構想が間違っていたのであり、キーボード入力とテンプレート方式を併用して、それぞれの利点を生かせばよいのである。テンプレートを作成する簡易ツールを用意し、診療科別、医師別に、テンプレートを作成しておけば、作成に掛ける手間は充分に報われる。

電子カルテ化しても、カルテの内容は紙のカルテと本質的には変わりはないが、必然的に一患者一カルテになるのは間違いなく、初診時から外来・入院の別なく、患者さんの生涯を通じて同じカルテが使われることになる。

また、一人の患者さんに関するすべての医療情報を網羅するので、看護師、薬剤師、技師、栄養士など、医療職の全員が記録し、情報を交換するメディアとして使われ、従来の紙カルテのように医師だけの専有物にはとどまらない。カルテは誰の目にも触れるものに変わっており、そのこと自体、オーディットの意味合いも出てくる。

電子カルテは、キーボード入力をしても単なるワープロではない。ワープロでは、書かれた内容をそのまま他の場所へコピーすることはできるが、記載内容を小分けして、特定の内容を特定の場所で再利用することはできない。電子カルテでは、ＸＭＬ[*9]のタグをつけることにより、一般のデータベースソフトがデータを扱うように、文書中の文字列でありながら、アクセス、検索ができ、一旦入力された情報は、必要な個所で必要に応じて再利用もできる。この効果は、電子カルテを使用して実感してみないと、なかなか分かりにくいが、こうしてはじめてコンピュータ本来のデジタル機能が発揮される。

電子媒体で保存できる医療情報は、最初から電子化された情報とする規定があっても、他施設からの紹介状の多くはまだ手書きであり、患者さんの署名入りの承諾書など医療業務では手書きの文書はなくならない。この場合ＰＤＦによるファイリングを併用せざるを得ないが、ＰＤＦによるファイリングは真正性が保証できるので、電子カルテの構築には必須の手段となる。

電子カルテの補助金では、標準病名マスタの使用が義務付けられている。標準病名は、ＩＣ[*10]

D10以外に、学会の決めた病名、診療報酬で使われるレセプト病名などを組み入れた複合的なもので、約2万種類の病名から成る。通常使われる病名はすべて含まれているが、各医師に気ままに使われてきた病名と、多少の表現の違いを生ずる場合がある。

これまでの病名を使いたいと、医師に我儘な主張をされても、もはや医療費の請求も電子レセプトでなされるので、コードのない標準病名以外の病名は、送りようもないし、受け付けようもない。汎用する病名は、各医師が便利なように、別途、登録しておいて使用できるが、当然、標準病名しか登録できない。

処方、注射、検査などのオーダに際して、保険請求上の病名漏れがないよう、保険病名の追加が必要な場合は、病名の候補を提示するチェックシステムがある。このプログラムも、コード化された標準病名でしか使えない。当院では、当初、必要な保険病名の追加を、オーダの際の医師の役割とする予定でいたが、医事課で試験運用した結果、医事課でのシステムの活用で十分と判断し、医事課での使用にとどめている。

日本診療録管理学会、日本医師会で、診療記録はＰＯＳ（Problem-Oriented System）で記載する事が提唱されており、電子カルテでも、当然、ＰＯＳでの記載が求められている。従来から、当院のカルテはＰＯＳで記載するよう決められていたが、これまでＰＯＳを理解せず、ＰＯＳで記載してこなかった医師が多かった。電子カルテにおけるＰＯＳの採用は、それらの医師にとって違和感があったに相違ないが、ＰＯＳではプロブレムリストの作成は必須となるものの、プロブレムの設定は特に医師が悩むような問題ではない。

電子カルテの形式は、入院の重症例における詳細な記載に向くよう設定するが、外来などでの簡単な疾患の場合、簡略化された使い方があってしかるべきであり、診療科ごとにテンプレートの利用などを検討すればよい。

電子カルテ化に伴い、カルテの保管、搬送、放射線画像や心電図などの保管、搬送など、スペースの面でも、人手の面でも、各病院の悩みの種であった問題が解消される。しかしながら、医師の省力化を図ることがもっとも大切で、電子カルテの使い勝手は記録とオーダの連携で決まるから、常に工夫を重ねて医師の余裕を生みだし、診療内容の向上に繋げたい。

診療記録の法的要件

医師法24条には、「医師は診療をしたときは、遅滞なく診療に関する事項を診療録に記載しなければならない」と規定されており、医師の記録が従来「診療録」と呼ばれてきた。
医師法に規定された医師の記載義務の他、医師法施行規則23条では、「診療を正当化し、治療と転帰を妥当とするにたる、充分な資料を含んだ記録がなされなければならない」と記載内容が規定されていて、カルテはこれらの法的要件を満たさなければならない。

わが国の医療は、国民皆保険制度のもとで行なわれており、診療報酬の根拠は診療記録の記載内容に基づいている。医師は患者さんを診ればよいので、記録は余計な仕事だと勘違いしている医師はいないでもないが、診療と記録は別の存在ではない。記録が済まないと、診療が終わったことにはならない。

診療記録に記載された内容は、法的に重要な意味を持つ。患者さんに対して行なった診療行為が、どんなに優れたものであっても、その事実が診療録に記載されていなければ、法的には何もなされていないものと判断される。

現代の医療は、多くの職種の医療スタッフによるチーム医療に進化を遂げたため、医師の作成した診療録に加え、看護記録、検査記録、画像記録、服薬指導記録、栄養指導記録、リハビリテーション記録など、患者診療の過程で把握された、あらゆる情報が記載されている文書が「診療記録」として扱われ、カルテ開示の対象となる。

種々の職種が複雑な、しかも高度な医療を行なう機会が増えると、医療事故の確率が上がる。その対策としてチーム医療においては、すべての医療行為が、行なわれる前も行なわれた後も、参加者全員に充分把握されなければならない。すなわち診療記録は、患者の診療に関するすべての情報が、患者の診療に関与するすべての医療スタッフにとって、理解可能な書式で書かれた論理的な記録でなければならない。

患者さんの訴える主観的な問題だけでなく、あらゆる客観的情報、診断、治療計画策定に至る意思決定のプロセス、行なわれた診療行為のアセスメント、転帰と、総括的な考案などの、正確かつ簡潔な記載が求められる。

インフォームドコンセントについては、患者さんに対し、医師の推奨する治療法の利益や危険性、選択可能な別の治療法の説明など、充分な情報提供を行ない、患者さんの同意を得る必要がある。[*11] ムンテラという言葉が、いまだに残っているように、インフォームドコンセントは、医療者からの説明だけと勘違いしている向きもあるが、コンセントはあくまで患者さんの同意を指す。情報提供した場所、日時、同席者、やり取りの内容などの記載とともに、必要なら同意書も作り、診療記録にファイルする必要がある。

診断から治療に至るプロセスの記録は、自らの担当した診療行為を正当化できる唯一の証拠となる。もし事故が発生した場合、この記録は、その原因を追究し、事故再発を防止するための資料となる。リスクマネージメントの観点からも、診療記録は貴重な資料である。

医療の透明性が社会から強く求められ、診療情報の開示は、患者さんの権利として確立されている。従来の診療記録は、医療従事者以外の目に触れることを前提に書かれていないため、ややもすれば、メモ的な記述が見られた。情報開示時代の診療記録は、患者さんの診療に関する事実を、医学的論理に基づいて、正確に、客観的に記載しなければならない。

医療が、医師と患者さんの一対一の関係にあった時代は、患者さんのプライバシーは比較的容易に保護されていた。しかし現代の医療は、患者さん、ご家族、複数の医療従事者が、情報を共有することで成り立っている。また患者情報は、種々の疫学調査、治験、診療報酬請求、医事紛争などの目的のため、公開や提出が求められる。これらは、患者さんのプライバシーの保護と、表裏一体の関係にあり、常に情報流出の危険を伴う。医療関係者は、常に、このことを念頭におく必要がある。

診療記録のあり方

診療行為は、緊急避難である場合を除き、必ず患者さんの同意の下に行なわれなければならない。患者さんの同意を得るためには、あらゆる診療情報を患者さんと共有し、的確な説明を行ない、十分な納得を得ることが不可欠である。その基礎となる診療情報は、患者さんが理解できる平易な表現で、分かり易く記載されている必要がある。

病院における医療が、医師のみで行なわれる時代でなくなり、20種を超える医療職の参加するチーム医療となった現在、カルテは患者さんの問題点を明確に提示し、リーダーとしての主治医の診療意図を、的確にチームに伝える手段としなければ、効率的な医療は成り立たない。

現代医療では、驚異的な優れた成果が得られるため、大きなリスクを伴うことが予想されても、敢えて治療を試みる場合が増えている。本質的に、患者さんの病態に基づくことが明らかな場合でも、診療の結果が患者さんやご家族の期待と反する場合、ときに医事紛争に発展しかねない。

患者さんの病状、診療計画の根拠、インフォームドコンセント、診療の経過についての明快な記載は、患者さんやご家族の疑念を解消して医事紛争への進展を防止し、裁判の場においても診療の正当性を主張でき、医療者の身を守ることに繋がる。

当院では、平成17年初頭より電子カルテの使用を開始した。ＰＯＳによる記載により、記載者の意図はより明確に表現されるようになり、読めない字による医療情報の伝達障害も解消された。カルテは、患者さんをはじめ、診療に関与する医療者全員、すなわち、自分以外の人達に読まれるために書くものとの認識も、結果として広まっている。

POSシステム

ＰＯＳシステムは、現在、日本診療録管理学会、日本医師会などで、標準の診療録記録方式と認識されており、国の電子カルテの補助金でも、診療録のＰＯＳによる記載と、病名、医薬品名、検査名などの標準マスタの採用は、必須条件となっている。また、電子カルテでは、将来の各病院間での情報交換に備えて、記述の共通言語であるＨＬ７や、画像の標準規格としてのＤＩＣＯＭ[*12]の採用も求められている。

ＰＯＳが患者志向の診療記録であり、問題指向型の解決方針をとることはよく知られているが、ＰＯＳは医師のための診療記録様式の１つにとどまるものではなく、すべての医療者が同じ診療情報を共有し、協調して患者さんの診療にあたるための、チーム医療の根幹をなす記録システムである。

現病歴、既往歴、現症などは、ＰＯＳであっても従来の記載様式とまったく変わりなく記載する。基礎データとしての現病歴、既往歴、現症などを把握した上で、患者さんのプロブレムを認識し、プロブレムごとに診断方針、治療方針を立てて、経過を記載していくのがＰＯＳの本質である。

プロブレムをリストに挙げても、挙げたプロブレムのすべてについて毎日記載する必要もなく、Ｓ(Subjective)、Ｏ(Objective)、Ａ(Assessment)、Ｐ(Plan)の所見のすべてを毎回記載する必要もない。プロブレムは、主訴でも、症状でも、病名でも構わず、何についての記載かが明確であればよい。単純な病状であれば、患者さんのプロブレムを病名一つにしぼって、単一のプロブレムでＳＯＡＰを記載して構わない。

従来、診断確定の経緯や治療方針の立案は、医師の内的な思考活動であり、必ずしもカルテに記載しなくてもよいという考え方があったが、ＰＯＳでは、思考過程、判断の根拠を、Ａ、Ｐで明確に示すことが求められている。主治医の思考過程、判断の根拠を提示することにより、チーム医療を担うすべてのスタッフの理解を得やすくするとともに、後日、治療方針に関してあいまいな記録にしない、記憶で埋めあわせる部分を残さないための取り決めである。

ＰＯＳ方式が提唱された当時、インフォームドコンセントの概念は確立していなかった。そのため、ＰＯＳの解説書では、インフォームドコンセントについての記述は欠けている。現在、医療は、患者さんからのコンセントを得て、はじめて開始できるものとされているから、インフォームドコンセントの記録は、特に意識して画面を構成する必要がある。当日欄への記載以外に、日付順に一括してファイルし、参照しやすくするのがよい。

電子カルテでは明らかに、主治医の書くものから、主治医以外のスタッフによって読まれるものに変わった。同僚の医師にとっても、看護師をはじめとする医療スタッフにとっても、読む立場からはプロブレムを掲げ、何の問題について記載するかを明らかにして、ＳＯＡＰで記載されているのが分かり易い。カルテが電子化されると、診療情報の共有は格段に容易になる。

診療記録の記載方法

ＰＯＳは言うまでもなく、問題指向型の記載方法である。患者さんの持つ医療上の問題をすべてリストアップし、その問題点を解決するために、患者さんの診療に関与するすべての医療従事者の誰もが利用できる情報源とするのが目的である。

この記録は、ただ単に、患者さんの診療経過の記録ではなく、記録を作成する過程そのものが、教育的な訓練や、より質の高い患者診療を可能にする手段となる。したがって、指導医、医師相互、看護師など、患者診療に関与するすべての人々に患者情報を提供し、しかも客観的な批判や監査に耐えうる記録システムであるべきである。

ＰＯＳは、現病歴、現症、既往歴、家族歴などの基礎データから、患者さんのもつプロブレムを抽出し、リストアップして診断や治療計画を立て、プロブレムごとに経過を記載していく。プロブレムリストは、患者さんの正常な生活や健康を妨げるすべての事柄のリストで、基礎データから得られた患者さんの訴え、および異常所見のリストと定義する。取り上げた問題点は、番号と日付を時系列でつけてリストアップし、プロブレムリストから、患者さんの医療歴が分かるように書く。
プロブレムは明確な事柄だけを書く。明確な病因論的、病理学的診断名があればそれを書き、診断が未確定な時は、明確な症候、診察所見、検査成績を書き、診断が確定した時点で日付を入れて書き加える。

問題リストの記入は主治医の責任で行なうが、他の医療スタッフも、各々の立場から問題点をリストアップすることができる。看護計画は、医師の立てた診断、治療、教育計画の内容を十分理解した上で、独自の計画が立てられなければならない。立てられた看護計画に基づいて、予想される看護のプロブレムをあらかじめ設定しておく。

プロブレムは、活動性と非活動性に分けられる。リストアップされたプロブレムについては、行なわれたすべての医療行為について、誰が、いつ、どんなことを考え、どのように行ない、その結果どうであったかを、ＳＯＡＰで記載する。この記録を見ることによって、患者さんに関与したすべての医療スタッフの考え方、行為、そのもたらした結果が読み取れる。

記載の要点は、

（一）患者診療に関与した医療スタッフ全員が記載する義務がある。記載を行なった診療行為を、時系列的に記載する。

（二）記載に当たっては、日付、時間、記入者名を自動的に記録する。

（三）記載様式は、各プロブレムについてＳＯＡＰ方式に従う。

（四）Ｓは、患者さんの主観的事実であり、Ｏは、検査データを含む医療者の捉えた客観的な事実であって、医療スタッフと患者さんの間で、共通の認識がなければならない。

（五）Ａは、医療スタッフが下す独自の判断であって、患者さんとの間に共通の認識がある必要はない。

（六）Ｐは、直接、患者さんに及ぶ診療計画であるから、実施にあたっては、患者さんから、インフォームドコンセントを得なければならない。

経過記録を分かりやすく、充実したものにするために、体温表、重点看護記録、その他のフローシートを利用する。これらのシートでは、患者さんの症状、所見、検査値の変化などを、一見して分かるようにする。

従来の紙の診療録は、医師の診療録と看護記録が別々に書かれ、保管も別であったため、相互の情報交換に齟齬を来たしていた。電子カルテでは、一患者一カルテで、診療に関与したすべての医療スタッフの患者情報が記載され、お互いにその情報にアクセスできる。このために、患者さんから得た情報以外に、自分で考えたこと、行なった医療行為、その結果などを、誰にでも理解できるように記載し、お互いに情報交換することが大切である。

医療事故や医事紛争でしばしば指摘されることは、医療スタッフ間、とくに医師と看護師間での情報交換不足であり、情報の一本化は医療事故防止にも繋がる。また、診療録の一体化は記録の重複が避けられ、医療スタッフに時間的余裕をもたらす。

診療録記載に際し守るべきこととして、誰にでも理解できるよう平易に記載すること、他の医療従事者の非難はしないこと、患者さんやご家族について偏見に満ちた表現や感情的表現は使わないことが挙げられる。

記録の修正

電子カルテでは、記録の真正性が保証されなければならない。記録者本人による記録の修正は可能とするが、修正の履歴、修正前の原文は、すべて保存され、日常、修正前の原文は非表示にはするが、一旦保存された文書の削除はできない。カルテ開示や裁判所への提出の場合は、修正前の原文、修正の履歴もすべてプリントアウトされ、提示される。

署名

従来、氏名を記載し捺印を行なってきた文書のうち、院外で形式が指定されているものは、それに従う。院内で作成する文書については、作成者の氏名を自動的に表示するので、捺印を選択するか、署名を選択するかは、作成者の判断に任せる。患者さんへの説明書など、説明者の責任を明らかにする文書については、説明者の心のぬくもりが感じられる自筆の署名が推奨される。

医療事故の際の記録

（一）医療事故に関する事実は必ず記載する。

（二）患者さんやご家族への説明や、やり取りを必ず記載し、医療側に同席者がいれば、確認を得たことを記載する。
（三）正確で誤解を生まない表現を使い、根拠のない断定的な表現はしない。
（四）事故発生後、時間を置かずタイムリーに記載する。
（五）患者さんの診療に直接関係のない事項は記載しない。
（六）事故に対する反省や、他の医療スタッフの批判は書かない。

文書作成

院内には、通常、数多くの診療用の文書類が存在する。診断書などの公的な書類の多くは印刷されていて、そこに必要事項を手書きで記入する形である。患者さんに渡す入院案内や、使用頻度の高い院内共通の文書も印刷されているのが普通だろう。その他にも、ワープロで作成された事務的な書類も数多く存在するが、診療科固有の患者さんに渡される文書類も、通常、読みやすいものに代わっている。

検査や手術などの説明は、各診療科であらかじめワープロで作成され、コピーして使われていることが多いが、説明文が作成されてなく、そのたびに手書きで説明を書き入れる説明書では、悪筆のため、患者さんにとって読むに耐えないものもある。読みやすい文書になっていれば、印刷であろうと、ワープロ文書のコピーであろうと問題はないが、手書きの読めない文書だけは困る。定型的な説明書は、一度作成しておけばよいので、その手間を惜しむべきではない。

電子カルテ化に際して、院内のこれらの文書類を集めてみたら、約１，０００種類に達した。詳細に検討してみると、各部署で必要に応じて作成されたものの、責任の所在がはっきりしないものがあり、印刷物では所管する係が分からなかったり、保管されているはずのワープロの原文が見つからないため、現場でコピーを繰り返して、字がぼやけ、読みづらくなっている問題も見つかった。形式の良し悪し、説明の良し悪しなど、病院全体としての統一規約に基づいて、格調のある文書を作成する必要があることも明らかになった。

文書類は、患者さんに関わる情報としてカルテに残す文書と、一時的に使用して破棄できるものに分かれる。類似の文書を整理統合することによって、電子カルテ内で管理する文書は、約４００種類になった。これらについては、内容はそれぞれ異なるものの、形式、文体など、病院の文書として恥ずかしくない形に統一した。

内科系、外科系で異なっていた同じ検査の説明書などは、情報システム委員会の責任で、病院全体で一つの説明書に統一した。手術の説明書は、それぞれ内容は異なるものの統一の説明形式に改め、当該診療科に戻して、記載内容の確認を取った。

院内共通の文書と診療科共通の文書に分け、院内共通の文書の作成、登録は、情報システム委員会の責任で行ない、診療科共通の文書は、事後、同じ形式を踏襲することを条件に、各診療科の管理に任せた。このほかに、医師固有の文書を登録しておくことができるが、患者情報の入ったカルテとして収録されるべき文書に限った。

この結果、院内の文書の原本を電子カルテ上に収納し、必要な文書を展開して、必要な事項を書き加えることが可能となった。さらに、それをプリントアウトして、患者さんへ渡すことや、他施設へ送付することが端末上で可能となり、数多くの書類を格納しておくスペースの問題と、探し出す手間が解消された。

看護記録の法的要件

医師の診療録には、医師法や医師法施行規則による法的規制があるが、看護記録については法的根拠がない。診療報酬の請求にかかる基準看護の条件として看護記録が要求され、病院機能評価においても、看護記録が評価の対象になっているに過ぎない。しかしながら、医療の裁判やカルテ開示では、看護記録も当然、提示される対象に含まれている。

50年前には、看護室ごとの管理記録は残されていたとしても、個々の患者さんについての、一本化された経時的な看護記録がなされることはなかった。保健師看護師助産師法の規定はそのままであるが、平成4年に医療法で、看護師は医療の担当者として認められることになった。医療が高度化し、20種を超える医療職の総合力によって、チーム医療が行なわれる時代になって、看護記録の重要性と、それに対する認識はいよいよ高まっている。

よく書かれた医師のカルテは、看護師によく読まれているが、よく書かれた看護記録も、医師が頼りにしている。よい臨床家である医師は、必ず自分のいない間の看護記録には十分な注意を払っている。

看護診断とPOS

看護界における看護記録の改革の系統的な試みは、看護診断とPOSの２つに尽きるであろう。

看護師には医師と異なる看護の視点があることは、当然、理解できる。肺炎で入院した患者さんで、医師の記載した病名が肺炎であるのは当然として、その患者さんが、脳出血の後遺症で半身の高度の麻痺があり、会話も困難であるのに、今回の入院では、脳出血の後遺症は治療の対象にならないとして、単に、既往歴の中に脳出血が記載されているとしたら、どうであろう。口もよくきけないような半身不随は、まさに看護の主題ではないか。

しかし、看護学雑誌で紹介されている看護診断は、奇妙なものである。ことさらに、医師の長年使ってきた、誰にでも分かる医学的表現を避けて、医療の関係者であっても、初めて聞いたら内容を捉えることができない診断名が羅列されている。その典型的な例は、褥瘡であろう。

看護診断は、個々の患者さんについて、系統的に看護上の問題をスクリーニングし、問題点を取り上げる方式としては良く整理されており、敬意を表するが、医師の診断との違いを強調しようとするあまり、看護診断名が、医師には理解できないものになっているのが納得できない。

なぜ医療の世界で誰にでも通用してきた医師と共通の表現を、ことさらに避けるのか。看護の独立性を主張するのは分かるが、方向性が間違っている。看護界での多年にわたる努力にも関わらず、いまだに看護診断を消化しきれていないのは、看護診断の考え方に本質的な無理があるからである。

チーム医療の立場で、病院の医療スタッフの全員と診療情報を共有し、共通の理解を得なければならないことから言うと、看護診断の独りよがりを強調されると情報交換の障害になる。

もう一つのＰＯＳシステムについては、本来、医師のために提唱されたシステムである。わが国ではなぜか、医師の関心を惹かず、看護師が看護記録をＳＯＡＰで書こうとして、看護界を挙げて努力を重ねてきた。

看護記録は、看護の性質上、経時的な記録が主体となるので、医師の現病歴がプロブレムを設定する以前の記述であるのと同じで、看護の経時的記録は、プロブレム設定以前になされるべき記録である。まず、経時的に看護記録を書き、その中で特記すべきことがあれば、プロブレム名を付してSOAPで記載すべきものである。すべての記録を、SOAPで書くものとした指導の誤りのため、各病院でのPOSの看護記録への採用は、良い結果に終わっていない。

POSを謳いながらプロブレムを明示せず、単に患者さんごとに、患者さんの訴えのSと、看護師の観察のOだけが羅列される結果となり、AとPが書けず、SOSと揶揄される状況を生んでいる。

電子カルテにおける看護記録

当院の電子カルテについては、第一に、医師カルテと看護記録が共有されること、それぞれで重複して記録を作成する愚を避けることを念頭においた。すなわち、医師の記載が十分であれば、現病歴、既往歴、家族歴など、患者さんから、何回同じことを訊くのかと叱られるくらいの重複した記録は、繰り返して作成する[*13]必要はない。

しかしながら、患者さんの退院後に、看護師のアナムネーゼを見て、入院病歴を仕上げる

図①－Ⅰ

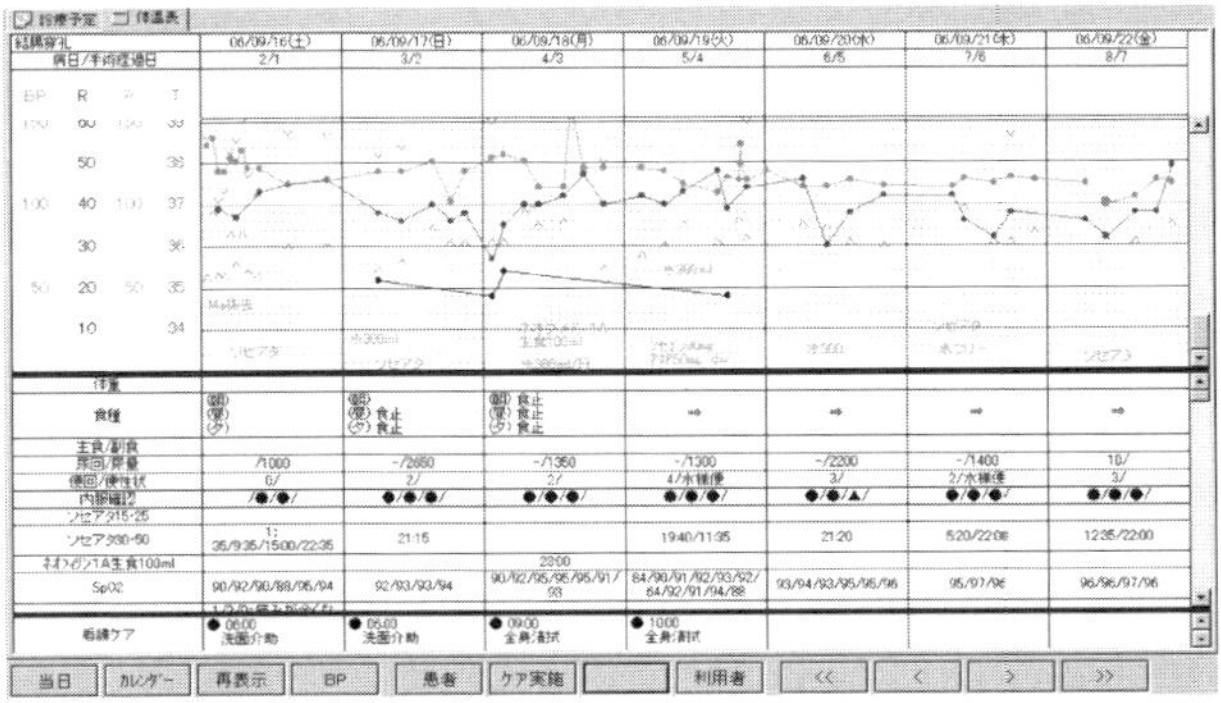

不心得な医師は、どの病院にもいる。記録の重複を避けるのは、医師の記録が十分であることを前提とするので、足りない部分を補う必要があるのは、いうまでもない。

第二に、ルーチンの経時的看護記録は、体温表を中心に記載する方針とした。通常、紙の体温表でも、体重、尿量、食事摂取量、血圧などは記載されているが、項目数は紙の大きさで制限を受ける。電子カルテでは、紙と異なり、記載に必要な項目を、縦方向にいくらでも増やすことができる。ルーチンに行なわれる看護行為や観察項目は、疾患別、症状別に、そのセットから必要項目を選択し、すべからく体温表に盛り込む方針とした。

体温表の上では詳しい内容まで表示できな

図①-2

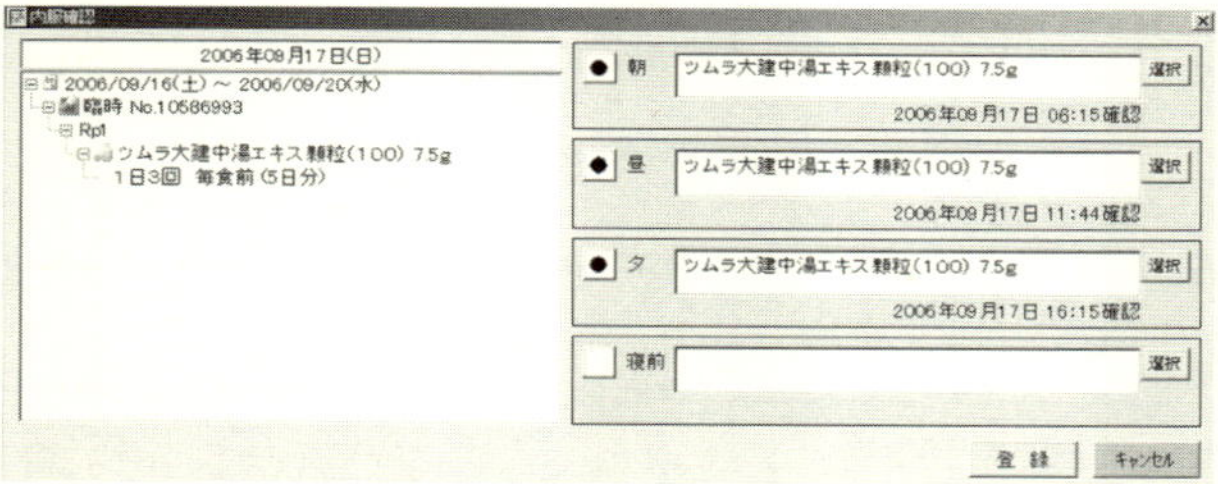

いとして、例えば、服薬を確認した場合、白丸の表示を黒丸に代えている(図①-1)が、黒丸をクリックすると、何時何分に、どの薬剤の服用を、どの看護師が確認したかを別枠に表示する(図①-2)ので、担当者の責任の所在を常に明らかにできる。観察結果の(3+)などの中身も、5段階に分類した観察項目の3段階目の表示で、どういう内容であるかが確認できる(図①-3)。

患者さんごとの診療予定表に、検査、注射、服薬などの予定は示されるが、項目ごとに詳細な内容を、別途、表示することができる。電子カルテといっても、ペーパーレスを意味するのではない。元の情報は、コンピュータで管理されているが、個別業務に必要なワー

図①－3

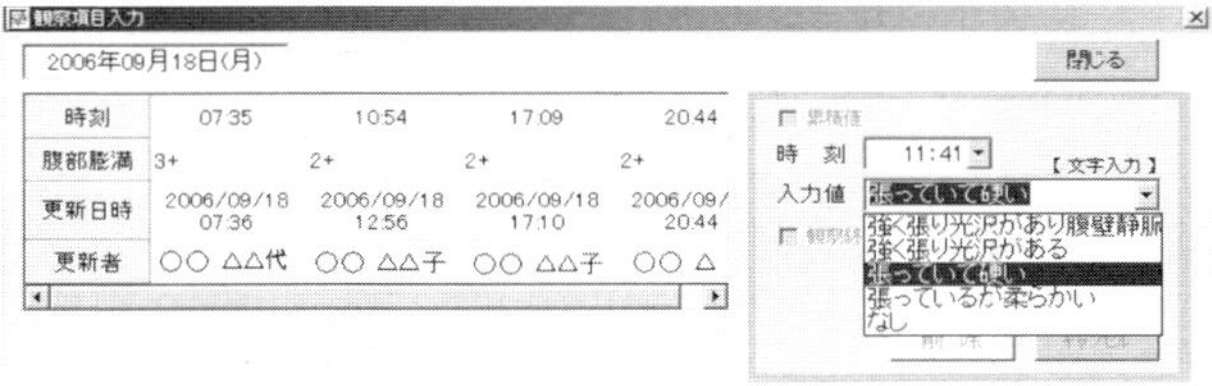

クシートは、紙にプリントアウトして用いる。当然、患者さん個人の予定表もプリントアウトできるし、ナースステーションごとの作業予定、例えば、手術予定表などもプリントアウトできる。

バイタルサイン、服薬、注射の情報は、携帯端末（PDA）[*14]から入力する。注射の場合、注射薬剤に貼られたバーコードと、患者さんのリストバンドのバーコード、施行者の看護師のバーコードで照合して、取り違えを防止するが、その結果、何時、何分に、どの看護師が施行したか、注射のオーダの実施情報として確認することができる。

第三に、経過中に起こる看護上の特記すべき問題は、プロブレムとして、医師と並んで、

図②

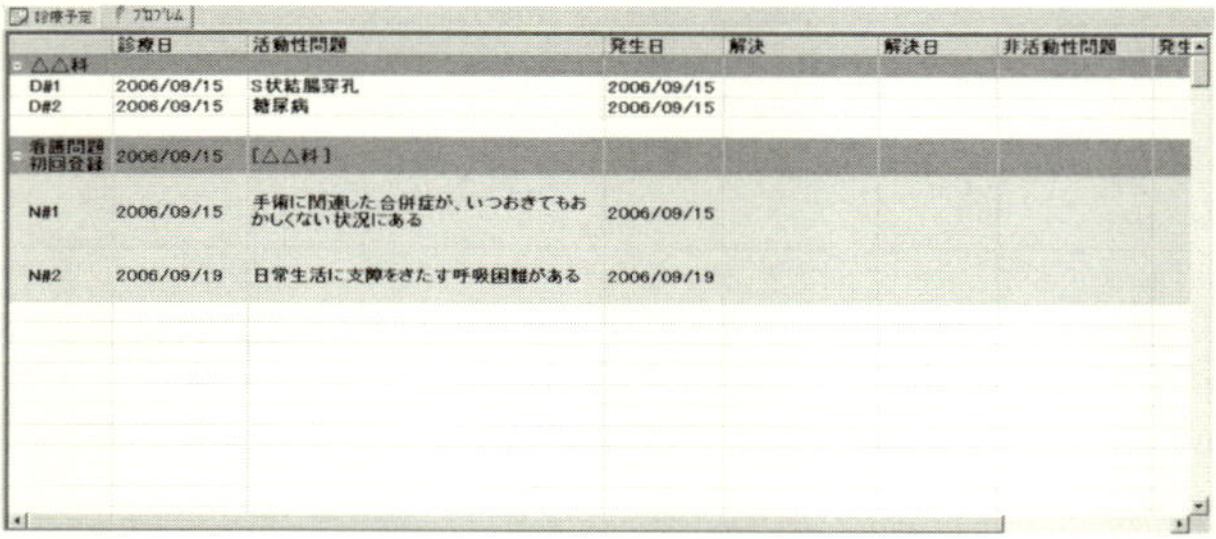

	診療日	活動性問題	発生日	解決	解決日	非活動性問題	発生
△△科							
D#1	2006/09/15	S状結腸穿孔	2006/09/15				
D#2	2006/09/15	糖尿病	2006/09/15				
看護問題 初回登録	2006/09/15	[△△科]					
N#1	2006/09/15	手術に関連した合併症が、いつおきてもおかしくない状況にある	2006/09/15				
N#2	2006/09/19	日常生活に支障をきたす呼吸困難がある	2006/09/19				

SOAPで記載する。医師の立てたプロブレムはDを付し、看護師が立てたプロブレムにはNを付して区別する（図②）。もちろん、看護師は必要に応じて任意のプロブレムを設定できるが、医師のカルテの記載や、看護師の観察を基本的な情報として、疾患別、診療行為別に看護計画を立てる際、看護計画の中から、重点的に経過を追っていくプロブレムを、あらかじめ選択しておくこととした。

標準看護計画には、香川医大の標準看護計画を取り入れたが、作成後の時間が経過していて、看護計画の中身にも変遷があり、新しい医療行為に伴う看護計画も加える必要があるため、当院でこれまで作成されていた看護計画に手を加えて、当院独自の看護計画を整備し、併記した。現在、いずれを用いるかは利用者の判断に任されているが、当院の看護計画の使用頻度が上がれば、当院の看護計画に一本化する予定である。

実施した看護計画に対するアセスメント、退院サマリーなどを、別途、記載するのは、紙の看護記録と変わらない。

電子カルテの実際

院内の情報交換は[*15]グループウェアを利用しており、診療情報を含む掲示、回覧、メールなどは、グループウェア上で行なわれている。診療に重要な情報も、日々更新されているので、診療開始に先立ってグループウェアの画面を開き、最新情報を取得する必要がある。

電子カルテ用の各種マニュアル、「今日の診療指針」などの診療資料も、グループウェア上にある。診療業務は、オーダ、記録とも、すべて電子カルテの画面を開いて行なう。

グループウェアも、電子カルテも、まず使用者のＩＤ、パスワードを要求される。端末は、当然、スタッフ全員の共用であるので、使用者が変わる時は、必ず、ログアウトして、使用

図③

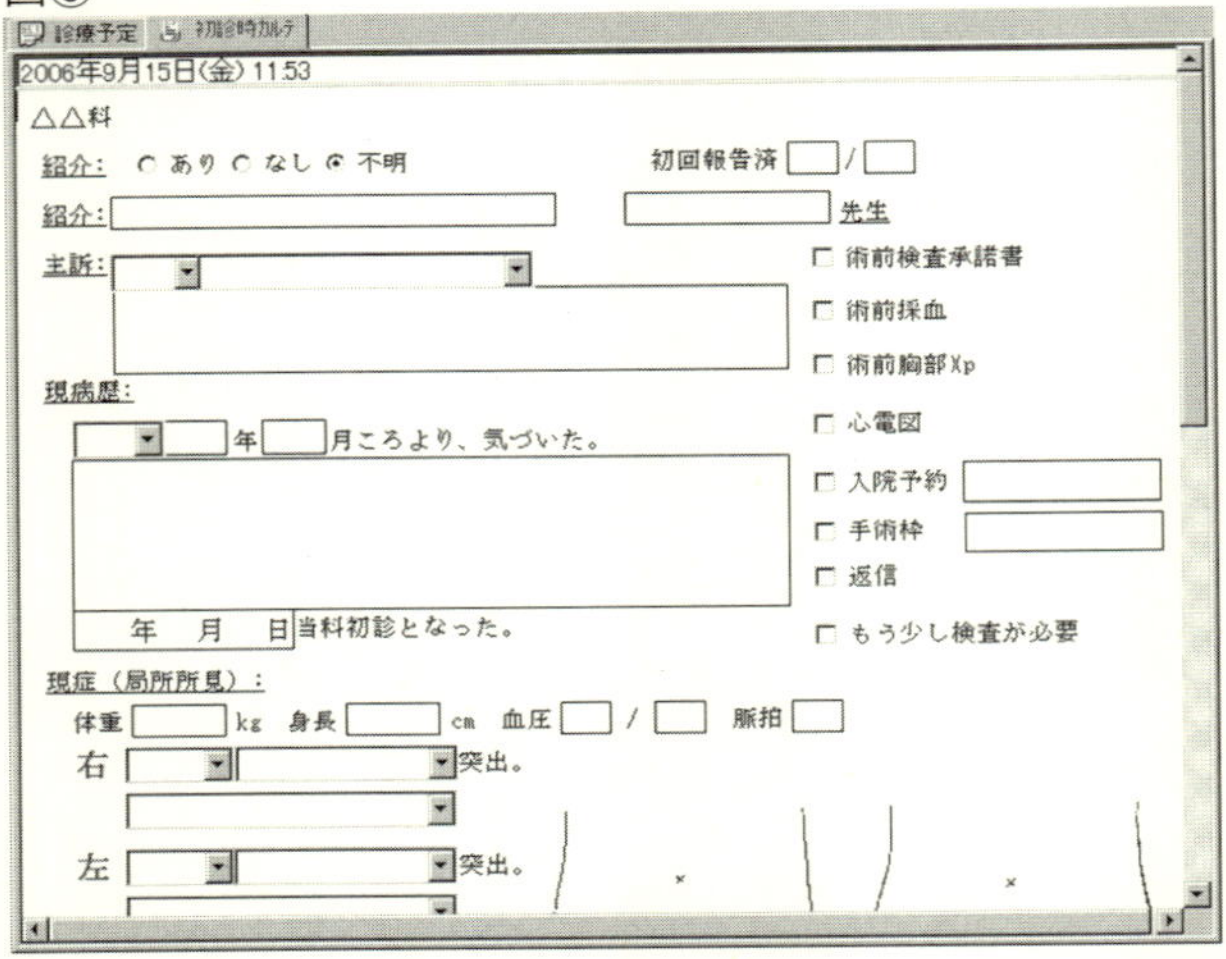

者の変更をする必要がある。変更を怠ると、前使用者のオーダ、記録として登録されてしまう。

当院の電子カルテは、記録するための画面と、記録を参照するための画面の、2つの構成から成り立っている。

これまでのオーダエントリーでは、画面の右側で、処方をはじめとする各種のオーダを発行すると、そのオーダの項目が、左側に時系列で、指示歴として表示される。その指示歴上のオーダの項目を右クリックすると、オーダの内容が表示されるようになっている。

あらかじめセット化された、処方、検査、注射オーダなどは、オーダ種ごとに、左側の指示歴欄にセット項目として呼び出せる。目

図④－1

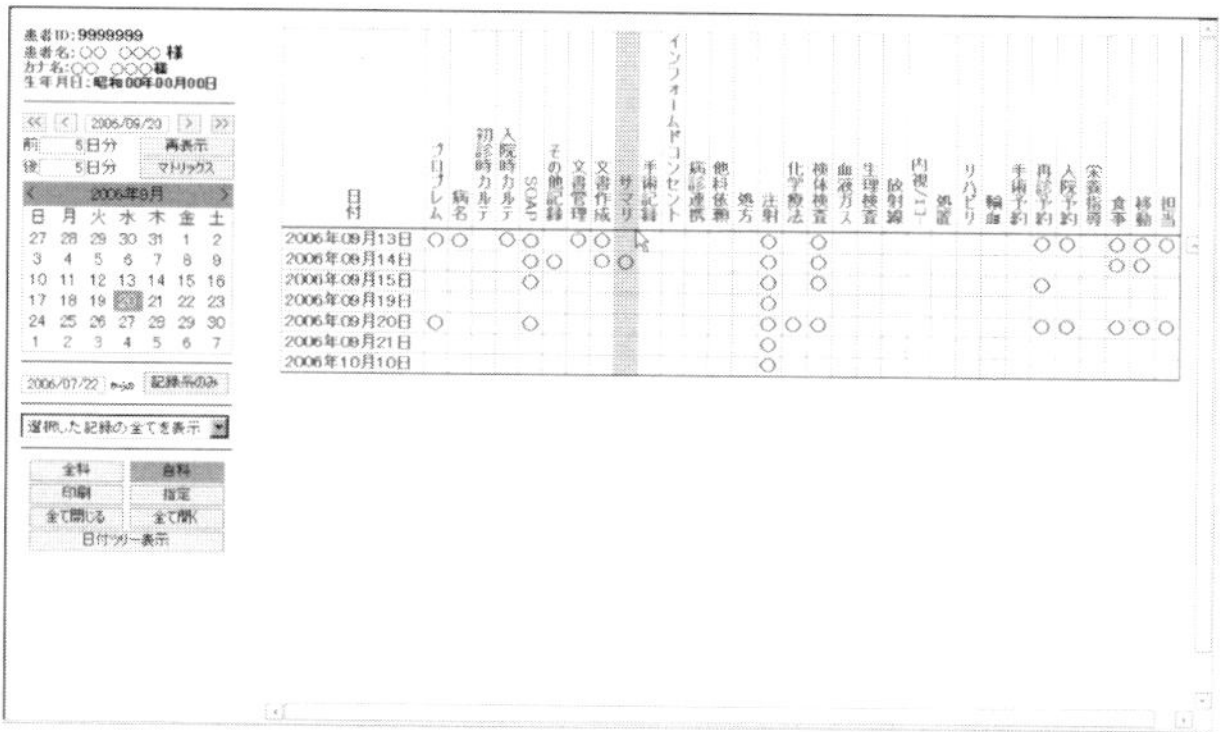

的とするセットをクリックすると右側のオーダ画面に展開でき、オーダ入力の省力化が果たされる。

電子カルテの記載画面は、オーダエントリシステムで使用している画面構成を踏襲した。すなわち、指示歴欄に表示される文書作成の項目に、日常使われる院内共通の文書や診療科共通の文書が、すべて提示されるから、例えば、初診時カルテをクリックすると、右側に初診時カルテの画面が展開され、その画面に向かって必要事項をキーボード入力することになる。この場合、特定疾患用に作成してある初診時テンプレートを選択すれば、枠の中に字句を選んで挿入していく方式になる（図③）。

図④－2

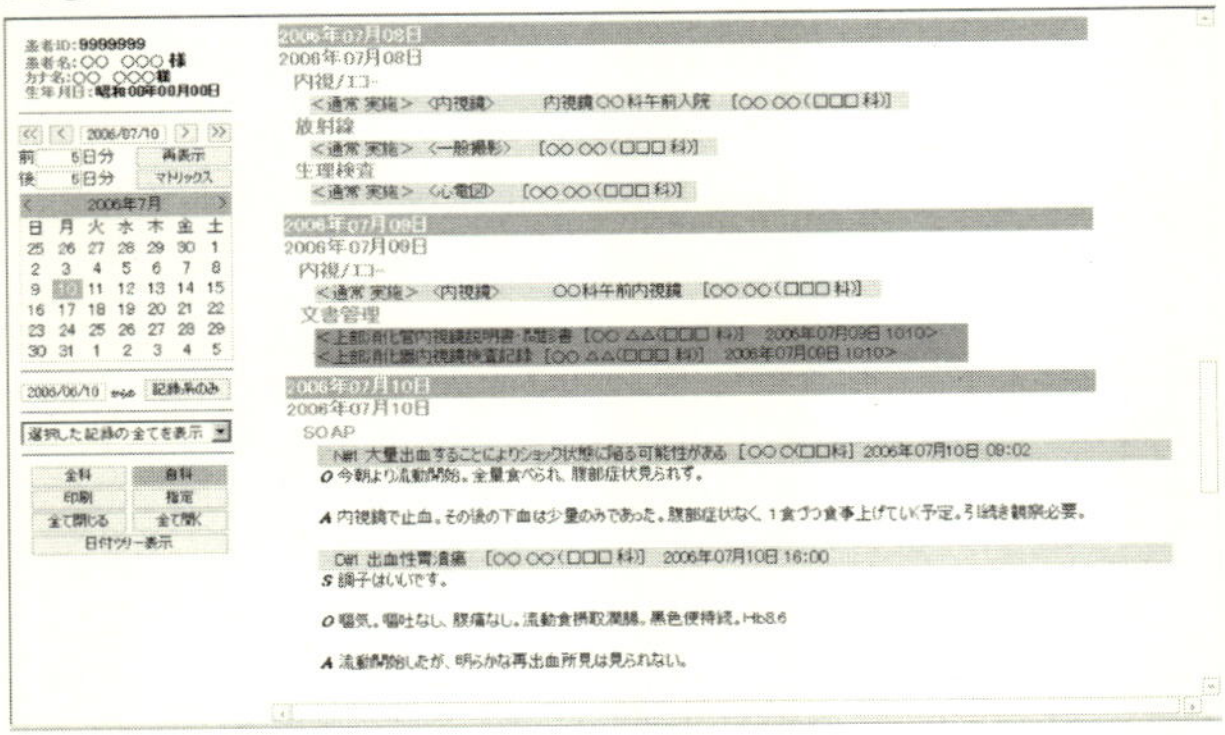

文書の記載が終わって、オーダエントリと同じく発行ボタンを押すと、左側の指示歴欄に、作成済みの文書の項目が表示される。右クリックで内容が表示されるのは、オーダエントリと同じ仕組みである。

この画面で記録の内容は見る事ができるが、電子カルテの記載内容を参照する手段は、もう一つある。画面右上の「カルテ参照」ボタンをクリックすると、縦に日付、横に文書やオーダの項目を配した、マトリックス画面(図④－1)が展開される。特定の日付を選べば、その日に行なわれたオーダと記録類のすべてが時系列で表示されるし、特定の項目、例えば、サマリーを選ぶと、その時点までの過去のサマリーをすべて表示する。

このマトリックスには、オーダ種、記録のすべてが含まれているので、主治医の記載したＰＯＳの記載や、看護記録を参照したい場合には、「記録系のみ」を活用する。「記録系のみ」では、検査や注射などのオーダ種の結果を省いて、従来の紙のカルテの記載内容に当たる記録のみ（図④-2）が表示される。

初診時カルテ、入院時カルテ、ＳＯＡＰによる経過の記載などは、デフォルトで表示されるが、手術記録、放射線画像、心電図、内視鏡などは、項目だけが表示されているので、必要な項目をクリックして内容を表示することができる。全職種か自職種か、全科か自科かの選択が可能なので、カルテを読むのには「記録系のみ」を活用するのが便利である。

外来医師カルテ

外来カルテは、通常、医師だけが使用している。初診患者さん、再来患者さんとも、コンピュータ画面に向かってカルテを作成する。当日の来院患者さんは、来院時に登録されるので、予約のあるなしに関わらず、一覧表で確認できる。過去の病歴を参照するため、指定した再来患者さんに限り、紙のカルテを出すことができる。

新たに担当する再来患者さんでは、「カルテ参照」の画面を開き、病歴の全体像を把握するのが便利である。自科と全科の切り替えができるが、最初は全科にしておき、他科への受診状況も把握したほうがよい。カルテ参照画面では、日付と項目のマトリックスが表示されるが、日付をクリックすれば、その日のオーダ、記録の全部、項目をクリックすれば、その項目の過去のオーダないし記録のすべてが表示される。

「記録系のみ」のボタンを使用すると、処方、注射、検査結果などを除外して、従来、紙のカルテに医師が記載していた内容、すなわち、初診カルテやＳＯＡＰによる経過記録、手術記録、画像などの記録のみが表示される。この場合、初診カルテやＳＯＡＰの記載ははじめから表示されるが、手術記録、画像などは項目のみ表示されるので、必要な場合は項目をクリックして内容を表示する。

再来の患者さんでは、これまでの担当医の引き継ぎ用サマリーが残されているので、カルテ参照画面の「サマリー」の項目をクリックすると、サマリーが出てくる。

初診時カルテには、院内共通の書式と、診療科共通の書式がある。院内共通の書式は、紙の病歴で使用されてきたものと同じ形式であるが、各科ごとにテンプレートを用いて、疾患

図⑤－1

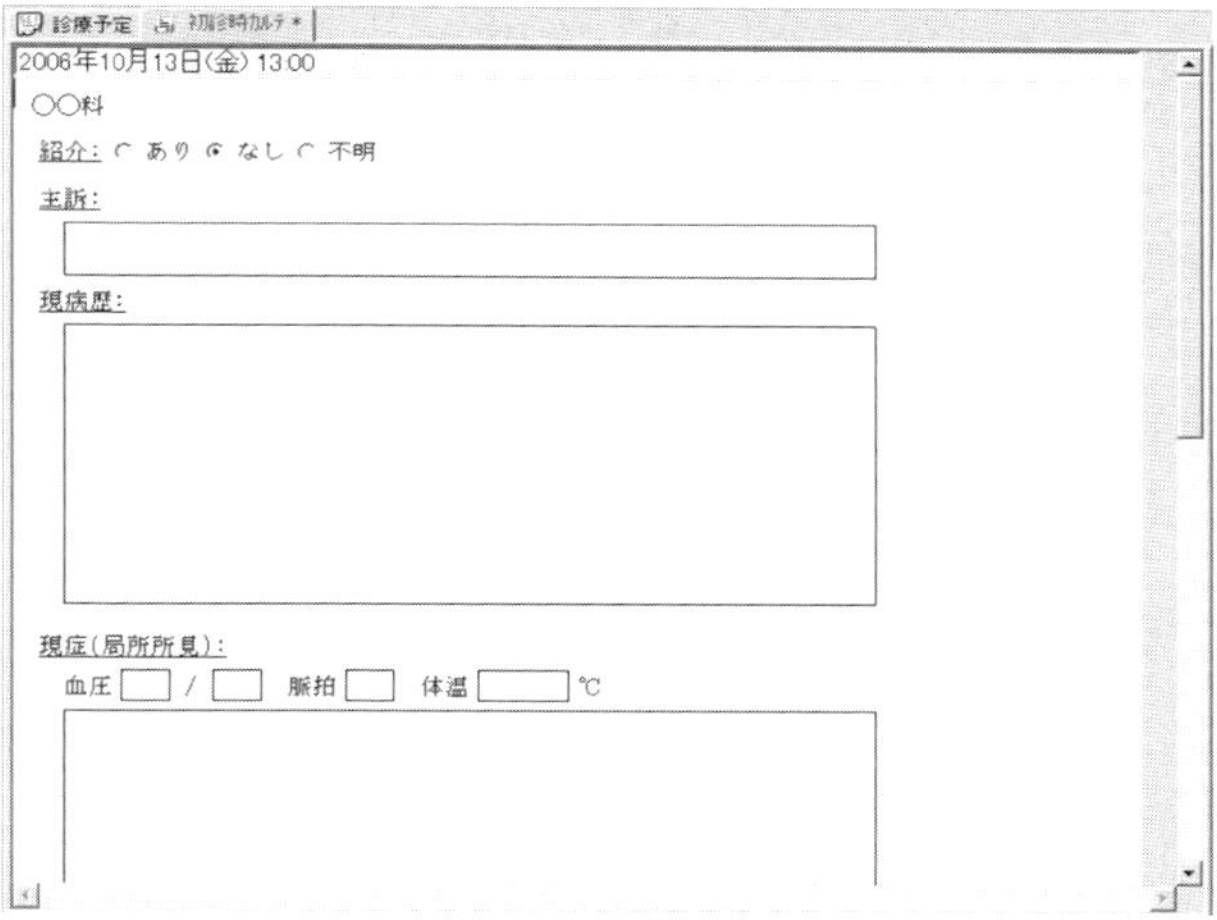

別に作成されている初診時カルテもあるので、選択して使用する。

初診時カルテの現病歴、現症は、従来の手書きがキーボード入力に代わるだけで、書式は変わらない（図⑤－1）。注意事項として、既往歴、生活歴、アレルギー歴は、初診時カルテに直接入力するのではなく、左下にある「既往歴等」のボタンをクリックし、「患者コメント編集ダイアログ」画面から入力する（図⑤－2）。初診時カルテのほか、入院時カルテが作成される時には、入院時カルテにも自動表示されるし、患者情報欄にも表示するためである。

患者情報欄のアレルギー歴は、アレルギーの存在の警告にはなるが、オーダの際の、

図⑤－2

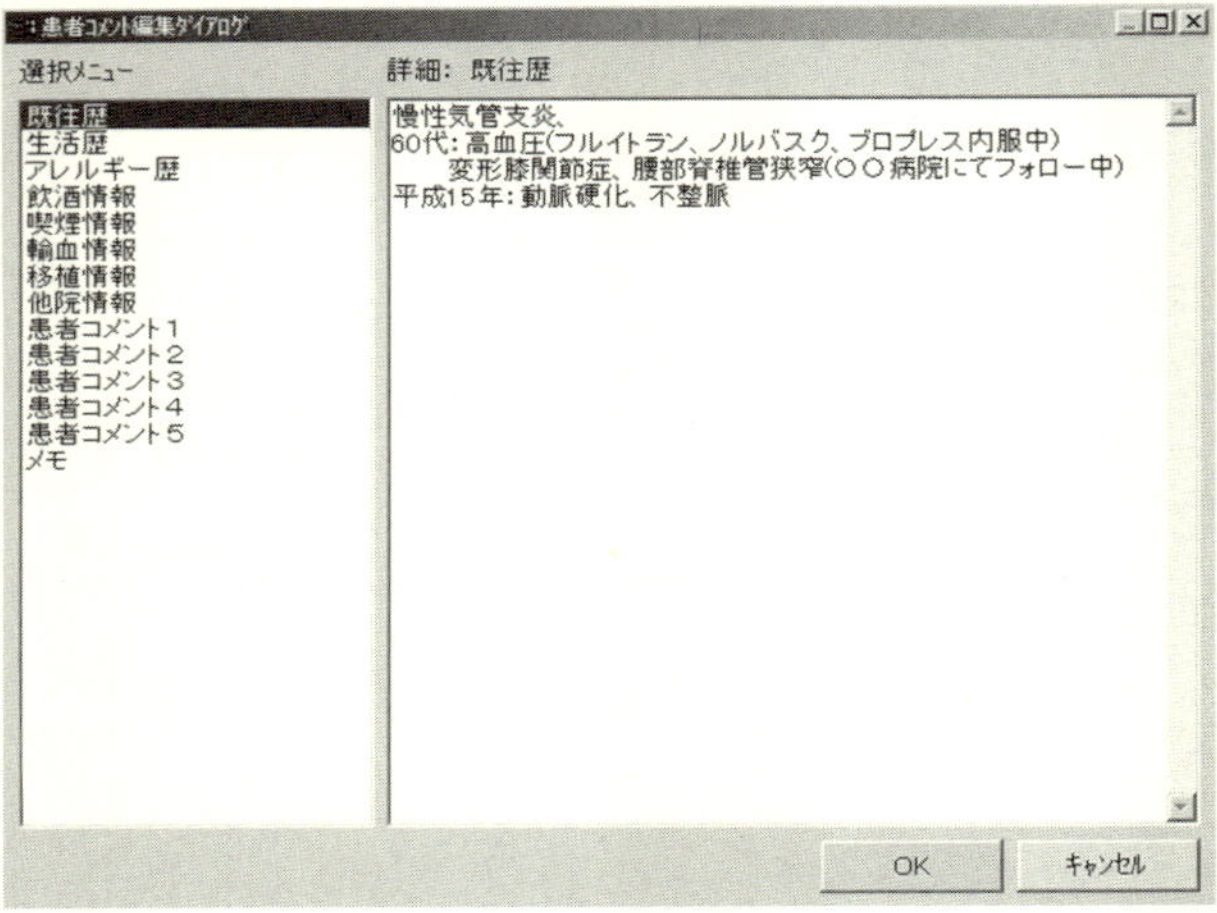

個々の薬剤の禁忌情報としては作動しない。処方、注射のオーダ画面から、それぞれ禁忌薬剤を指定すると、禁忌薬剤のオーダができなくなる。

患者さんの各科別問診表、他施設からの紹介状などは、あらかじめ、ＰＤＦでスキャンしたものが初診時カルテとともに表示される。病名は、病名ボタンから画面を開いて入力する（図⑥）。標準病名しか使用できない。汎用する病名を、別途、登録しておくこともできるし、複数の病名を同時につけることのできる病名セットの登録をしておくことも可能である。

経過の記載はＰＯＳによるため、プロブレムを入力し、プロブレムごとにＳＯＡＰ方式

図⑥

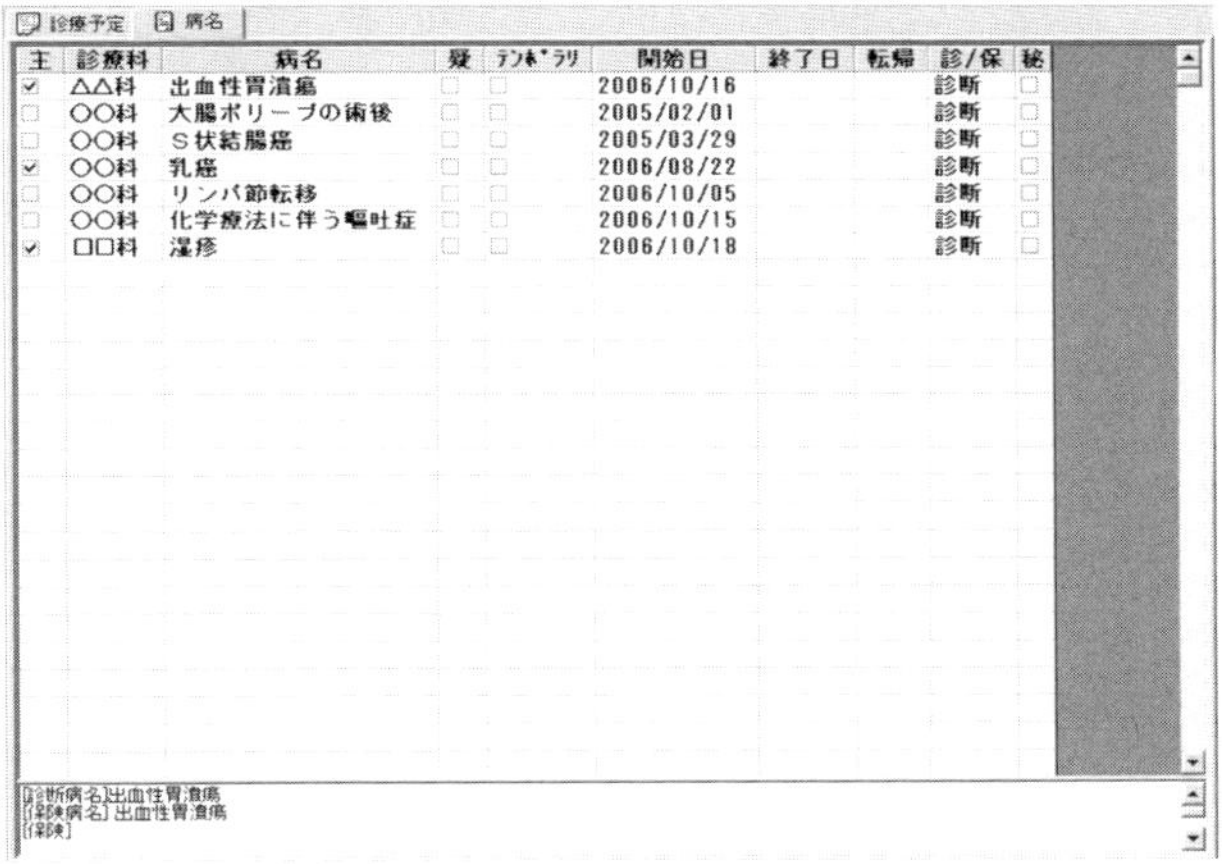

主	診療料	病名	疑	テンポラリ	開始日	終了日	転帰	診/保	秘
✓	△△科	出血性胃潰瘍	□	□	2006/10/16			診断	□
□	○○科	大腸ポリープの術後	□	□	2005/02/01			診断	□
□	○○科	Ｓ状結腸癌	□	□	2005/03/29			診断	□
✓	○○科	乳癌	□	□	2006/08/22			診断	□
□	○○科	リンパ節転移	□	□	2006/10/05			診断	□
□	○○科	化学療法に伴う嘔吐症	□	□	2006/10/15			診断	□
✓	□□科	湿疹	□	□	2006/10/18			診断	□

[診断病名]出血性胃潰瘍
[保険病名]出血性胃潰瘍
[保険]

で記載することになる。電子カルテ使用開始後はじめて来院した再診患者さんはプロブレムが設定されていないので、新たに設定した後、ＳＯＡＰで記載する。忙しい外来では、病名１つだけをプロブレムに設定しても構わない。

インフォームドコンセントの記載は必須である。緊急避難にあたる場合を除き、患者さんの承諾なしに医療は行えない。インフォームドコンセントの記載では、患者さんに対する医師の説明の記録を残すだけでは、充分でない。説明はインフォメーションであって、コンセントではない。患者さんから医師への同意の内容を、併せて記載することが大切である。

診断書、手術や検査の説明書、入院診療計画書など、院内共通、診療科共通の文書は、「文書作成」の中に登録されている。院内共通の文書には追加記載はできるが、元の文書に変更を加えることは許されていない。文書作成から該当する文書を表示し、必要な項目を画面上で入力すると、その内容は保存される。

医師固有の文書は、各自の責任において作成することができるが、後に、文書検索で誤りなく検索できるよう、文書名は共通の約束事に従う。

文書を患者さんに手渡す、または他施設へ送付する場合、担当医の氏名は自動表示されるが、捺印か署名かは、適宜、選択する。捺印の要求されている外部形式の文書では捺印を、院内作成の説明書などは、説明医のぬくもりが伝わるように署名をすることが推奨される。

患者さんの署名のある同意書は、ＰＤＦでスキャンして保存する。放射線画像、内視鏡、エコー、心電図の報告などは、指示歴の項目から選んで、右クリックで表示するか、カルテ参照画面の項目から表示する。

一旦記載した記録の訂正は可能であるが、電子カルテの真正性を保証するため、誤字、脱字の訂正を含めて、修正の記録はすべて残され、印刷時には、原文とともに修正の記録がすべて表示される。

図⑦

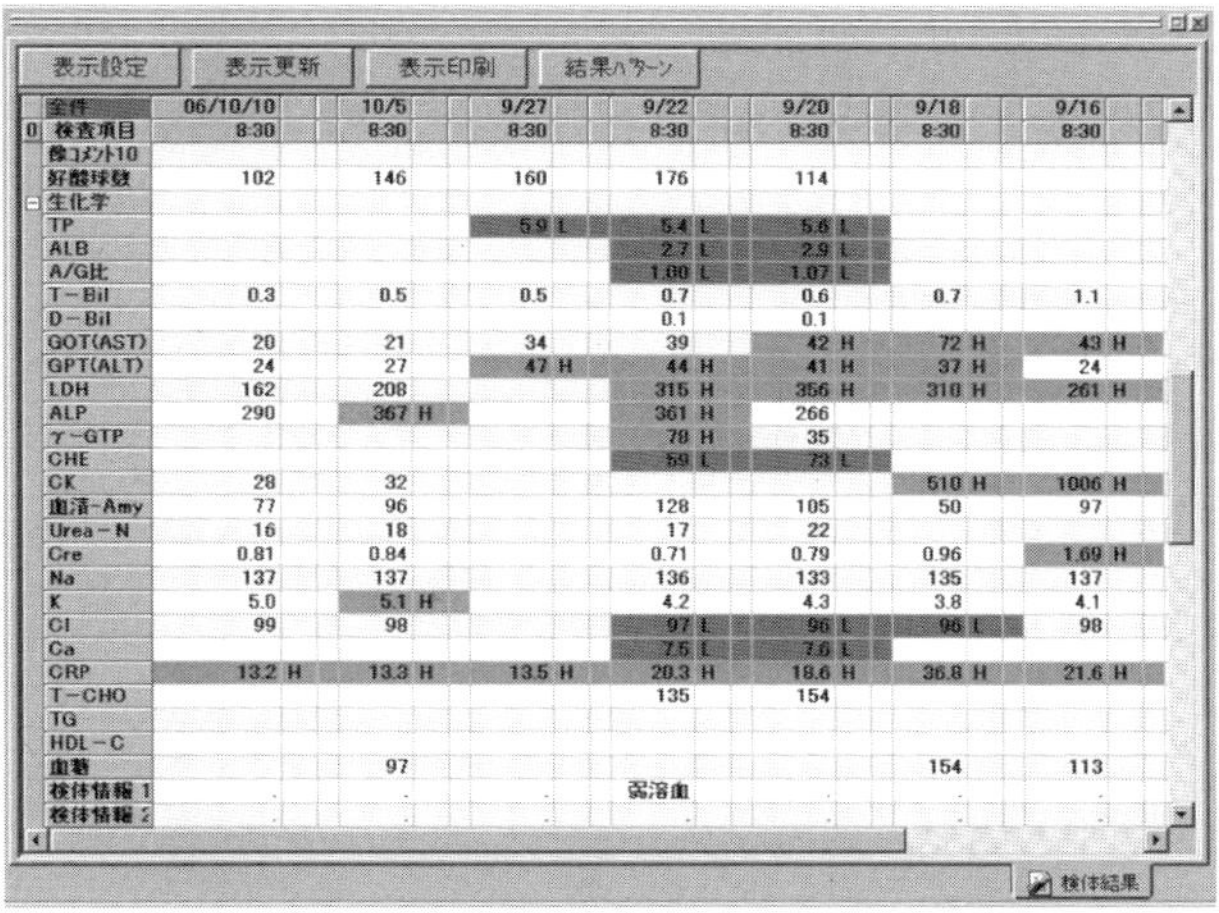

全件	06/10/10	10/5	9/27	9/22	9/20	9/18	9/16
0 検査項目	8:30	8:30	8:30	8:30	8:30	8:30	8:30
検コメント10							
好酸球数	102	146	160	176	114		
生化学							
TP			5.9 L	5.4 L	5.6 L		
ALB				2.7 L	2.9 L		
A/G比				1.00 L	1.07 L		
T－Bil	0.3	0.5	0.5	0.7	0.6	0.7	1.1
D－Bil				0.1	0.1		
GOT(AST)	20	21	34	39	42 H	72 H	43 H
GPT(ALT)	24	27	47 H	44 H	41 H	37 H	24
LDH	162	208		315 H	356 H	310 H	261 H
ALP	290	367 H		361 H	266		
γ－GTP				78 H	35		
CHE				59 L	73 L		
CK	28	32				510 H	1006 H
血清-Amy	77	96		128	105	50	97
Urea－N	16	18		17	22		
Cre	0.81	0.84		0.71	0.79	0.96	1.69 H
Na	137	137		136	133	135	137
K	5.0	5.1 H		4.2	4.3	3.8	4.1
Cl	99	98		97 L	96 L	96 L	98
Ca				7.5 L	7.6 L		
CRP	13.2 H	13.3 H	13.5 H	20.3 H	18.6 H	36.8 H	21.6 H
T－CHO				135	154		
TG							
HDL－C							
血糖		97				154	113
検体情報1	.	.	.	弱溶血	.	.	.
検体情報2	.	.	.	.	.	.	.

指示歴から開いた記録は、コピーして使用することができる。カルテ参照画面からは、図のない場合に限りコピーができる。個人辞書の設定ができるので、慣用文は登録しておくと便利である。

外来では端末を並べて画面を2つ使えるので、1つを参照画面に、1つを記録、オーダ画面に使用することが可能である。過去の検査データを比較するには、カルテ参照画面よりも、オーダ画面から時系列の結果を参照する(図⑦)ほうが便利である。

入院医師カルテ

医師にとって、使用法は外来カルテと異なるところはないが、外来カルテの記載が、ほぼ医師に限られるのに対し、入院カルテは、全職種を記載する形になる。全科カルテか自科カルテか、全職種のカルテか自職種のみのカルテか、使用目的によって表示されるカルテの内容を選択できる。

入院時を示すため入院時カルテは必要であるが、外来カルテと別綴じになるわけではないので、初診から日数が経っていないときは、初診時カルテと同じ内容を重複して記載する必要はない。入院までの間の必要事項を記載すれば足りる。

既往歴、生活歴、アレルギー歴は、初診時カルテの直近の記載が入院時カルテに自動表示される。必要な追加記載があれば追記する。初診時カルテを、そのまま入院時カルテへコピーすることはできないが、各項目の記載内容はコピーできる。

入院カルテは、看護師をはじめ、すべての職員が記載するが、どの職種の記載かを一目瞭然とするため、医師の記載した項目は緑、看護師はピンク、その他の職種は紫の色で表示し、記載者の区別に便ならしめている。

体温表は、医師の使用する画面からも、看護師の使用する画面からも開くことができる。ＩＣＵなどで使用する重点看護記録は、日付欄をクリックすると、24時間表示の経過表が開く。

カルテ参照は、自科と全科の切り替えが可能であるが、主治医の責任で全人的な診療を行なうために、新たに接する患者さんでは全科を選択して、他科の診療内容も把握するよう心がける。

主治医が患者さんに接することのできる時間は極めて限られているから、特に看護師の直近のＳＯＡＰ記載には目を通す必要がある。当院では、医師が自職種、自科カルテを選択しても、直近24時間内の看護プロブレムの記載だけは、自動表示されるようになっている。

電子カルテでは、入院・外来の診療内容は一貫して記録される。紙のカルテのサマリーと同じように、退院サマリーを詳しく記載する必要はなく、要点を簡潔に記載する。

入院看護記録

外来カルテでは、原則的に医師の記載に留まるので、看護記録が記載されるのは、事実上、入院患者さんに限られる。

入院当日の記録として、従来、アナムネーゼの聴取といわれていた入院時の記録については、医師の記録との重複を避ける。医師の初診時カルテ、入院時カルテの内容をチェックし、病名、現病歴、現症、その他の看護に必要な情報を取得する。既往歴、生活歴、アレルギー歴などは、あらためて確認し、記載漏れがあれば追加する。患者状況として、日常自立度、褥瘡危険因子、転倒転落危険因子のチェックを行なう。

医師の記録を参考に、標準看護計画から該当する看護計画を選び、看護計画に関連した看護プロブレムをあらかじめ選んでおく。入院指示欄に必要項目を入力し、看護計画から必要な観察項目を体温表にセットする。日常用いるワークシートは、ナースステーション用、患者さん用のいずれもプリントアウトして用いる。

バイタルサイン、観察項目、看護処置の実施入力は、原則として、携帯端末（PDA）から行なう。注射や服薬、輸血なども、携帯端末を利用したバーコードによる患者照合により、取り違えを防止するとともに、実施情報が入力される。

経時的記録は、体温表へ入力されるが、看護のプロブレムに関しては、必要時に端末の画面からＳＯＡＰで記載する。

複数のプロブレムがあらかじめ設定してあっても、そのプロブレムについて特に問題がなければ、すべてのプロブレムを、毎回、記載する必要はなく、またＳＯＡＰのすべてを記載する必要もない。ＳＯＡＰは必要な時に記録するので、勤務が終わってからその時間帯のまとめを書く従来の看護記録とは認識を変え、記録のための無駄な超過勤務を避けなければならない。

看護計画は、入院時に立案したものを当然、評価、修正していくが、標準看護計画にない計画やプロブレムを追加することができる。看護サマリーも当然、作成する。

電子カルテシステムの運営

電子カルテの施行に当たっては、守るべき管理、運営上の条件が国から示されている。当院でも、「診療録及び診療諸記録等の電子保存に関する運用管理規程」を定めている。

最上位のシステム管理者は病院長とし、病院長直属の医療情報システム委員会をおき、副院長をもって責任者としている。この下部組織として、ソフト面の運営を協議する医療情報運用部会と、ハード面を管理するシステム管理部会を設置している。

実務とは別に、監査制度も確立しなければならず、これも副院長の一人を監査部会の責任者としている。監査は年4回行ない、ハード面のメンテナンス、ソフト面の手入れ、スタッフの教育など、多岐にわたって監査をすることが要求されている。

医療スタッフそれぞれの利用者責任としては、情報の参照や入力に際し、認証番号、パスワードを用いて、システムに利用者自身を認識させ、入力情報に対する責任を明らかにすることが要求されている。

電子カルテ導入時の状況

当院では、平成17年1月4日から、外来・入院とも、電子カルテに移行した。電子カルテの工程は不可避的に遅れ、前年の11月にようやく画面を全スタッフに公開できた状態であったため、翌年1月からの移行を、かなり危ぶむ声もあった。画面の公開、試行後、スタッフからの指摘を受けて、エスビーエス情報システムが必死に修正作業を行ない、12月中旬には、最低限使用に耐えると思われる電子カルテが出現した。

医局からは、電子カルテ導入の直前まで、強い反対の意向が示された。電子カルテの画面が、なかなか公開できなかったこともあるが、某がんセンター職員の電子カルテへの苦情が、当院にも頻々として伝えられていたためである。これに対し看護部は、電子カルテ受け入れの姿勢を崩さず、外来が夜中になっても終わらないぞという、医局の脅しにも同調しなかった。

当院では、オーダエントリシステムに関しては、講習会の要らないプログラムの構築を目指してきていて、電子カルテ導入以前に本格的な講習会を開いたのは、最初の処方オーダの導入時だけであった。電子カルテの導入に当たっては、さすがに職種別に講習会を開いた。ワープロを扱うのが苦手で、ひそかに練習した医師のいることも仄聞されたが、キーボード入力に対するアレルギーは、実際問題として表に出てこなかった。

正式の使用開始日を待たず、自らの興味から、12月中に電子カルテを使用しはじめる医師も現れた。特に外科が、電子カルテの使用開始に向けて、診療科として精力的な取り組みをしてくれたことは、病院全体の電子カルテの受け入れに絶大な効果があった。

1月は何といっても休み明けで入院患者さんが少なく、外来患者さんの予約を絞ったこと、年末年始の休暇中に使い勝手を試して、すでに電子カルテに慣れた医師がいたことから、1月4日の電子カルテ使用開始日には、外来・入院とも特に大きな混乱は見られなかった。様子を探りに来た各企業の関係者から、こんなに静かな導入日はみたことがない、本当に使用開始しているのかという声が出たほど順調であった。

あらゆる操作上のアドバイスや、ソフト面、ハード面での障害に備えて、対応できる人員を、充分、配置したことはいうまでもないが、混乱なしに導入できたのは、オーダエントリシステムやグループウェアを使用してきた医療スタッフの、コンピュータ慣れによる時代の恩恵があったものと思われる。

大きな混乱を回避できたとはいえ、完璧な電子カルテができ上がったわけではないから、いろいろな問い合わせ、提言が相次いだことはいうまでもない。スタッフからのクレームの半数は、操作がはじめてで分からないことによるもので、マニュアルが整備されていなかったため、一々口頭による説明を要した。

残りの半分は、バグの指摘や、本来の使い勝手の悪さの指摘で、すべてのクレームを一覧表にし、即座に解決のできるもの、解決には時間が掛かるが直ちに取り掛かるもの、要望には当分応じられないものの区別を明らかにした。実際に大勢で使用してみないと、テスト段階では見逃されたバグや使い勝手の悪さは判明しない。使い勝手の改善への取り組みが始まってはじめて、スタッフの全員参加の実感が湧いた。使用開始の段階で把握した、改善を要する項目の解決には、ほぼ半年を要したが、次第に新たな問題提起は減少した。

電子カルテ化に際し、従来の紙の外来カルテを、遡って電子カルテに取り込むことはしなかった。ＰＤＦで紙の病歴をスキャンする労力に耐えられなかったことも大きな理由であるが、平成11年から処方オーダ、検査オーダは始まっており、平成5年以降のオーダも、その時点でコンバートしてあったからである。過去に出された処方と検査結果は、連続的に電子カルテ内で参照できるから診療情報として助けになるし、当分の間、紙の外来カルテは、外来に搬送することとしたためである。

これまでも、毎年入れ替わる20人を超える退職医師は、後任者のために引き継ぎのサマリーを残すよき慣習があったが、電子カルテ化にあたって、各個にサマリーを作成して、紙のカルテなしで診療ができるように、積極的な努力をした診療科もあった。

従来、紙のカルテに書かれていた外来患者さんの病名を、再来時に、電子カルテに改めて登録するのは大変である。情報システム委員会の責任で、医事のレセプトコンピュータから、標準病名に合致する病名は、患者さんごとにコンバートすることとした。標準病名に合致しない、医師が独自につけた病名は、適宜、相当する標準病名にはめ込んだ。

同様に、すでにＩＣＤ10に基づいて、病歴室のコンピュータに登録されていた入院病歴の病名も、そのほとんどを電子カルテ上に移行できた。病名を入れ直さなくてもよいこの措置は、電子カルテ導入への医師の抵抗感を減らすのに、大変、役立ったと思われる。

電子化がオーダエントリシステムにとどまっていた間は実感していなかったが、いざ電子カルテシステムが動き出してみると、電子カルテは、講習会で教え込むことができる情報量の範囲を超えていた。新人医師には、赴任以前に、「電子カルテの実際」の項に記述した内容を読んでおいてもらい、オリエンテーションの際には、実際に端末を操作してもらうことにした。

若い人はコンピュータに日頃から馴染んでおり、講習会の最中にも、講師の指導とは無関係に、勝手に端末を操作して習得にはげんでいる新人もいて、赴任時に、電子カルテの不慣れによる業務の支障をきたしているとは思えない。

導入後1年半までの経過

平成17年1月4日の電子カルテ導入後、最初の3カ月の間に、大きな混乱はなかったが、ソフト面での細かな改善を要する事項が数多くあった。電子カルテの操作マニュアル、運用マニュアルをグループウェアに収録し、同時に電子カルテの改善要望事項の一覧表を載せ、改善済み事項も順次、掲示した。

17年4月より施行の個人情報保護法との関連で、「個人情報取り扱いのガイドライン」について検討し、「沼津市立病院診療録及び診療諸記録等の電子保存に関する運用管理規程」の中で、ガイドラインの条件が満たされていることを確認した。

当院の電子カルテシステムは外部と繋いでおらず、携帯端末用の無線ＬＡＮも、情報を暗号化して送受信しているので、患者情報の漏洩はスタッフが守秘義務を遵守するか否かに懸かる。病院長名で厳しい通達を出し、スタッフ各自の覚悟を促した。

外来では再来受付機の導入で、すべての当日来院患者さんを把握しうるようになった。ＳＯＡＰでの経過記録は定着し、外来・入院とも開始前の予想を超えた充実したカルテが作成されている。すでにカルテ開示にも応じたが、見読性が高く評価され、真正性についても、修正個所の提示により信頼を得ている。

未完成のオーダエントリシステムのうち、画像を含んだ内視鏡、エコーの報告、心電図、肺機能報告、病理報告書の、部門システムからの直接取り込みが順次、可能となった。がん化学療法オーダが実施され、化学療法委員会が承認したプロトコールのみしかオーダできない体制を整え、抗がん剤の投与ミスを防止しうる画期的な工夫をした。手術申し込み、予約なしの放射線オーダも実施に移され、他科依頼、その報告の方式もでき上がった。

カルテを読むのに便利なように、マトリックスによるカルテ参照専用画面を表示し、特定の日の、すべての診療内容を把握できるように工夫を加えた。また、検査データや注射内容などを除いた記録のみを表示する選択も可能にし、この場合、医師専用の画面でも、24時間内の看護記録が自動的に展開されるようにした。カルテ参照画面は非常に便利なツールであるが、レスポンスに関しては満足がいかず、レスポンスを根本的に改善する作業を開始している。

17年5月に、静岡県から[*16]静岡県版電子カルテシステムパイロット病院の指定を受け、静岡県版電子カルテシステム利用者協議会に参加することになった。その後、各病院からの、当院電子カルテについての視察、見学が増加している。

17年10月より、原則として外来診療室への紙のカルテの搬送を中止した。入院カルテではＳＯＡＰでの経過記録は定着し、もう少し簡略であってもよいのではないかと思われるくらい、詳しく、充実したカルテが作成されている。他のスタッフの目に触れることが、オーディットの効果をもたらし、診療内容の向上にも繋がっていることは明らかである。

17年末までに、外来における処置オーダ、予約を必要とする放射線オーダも実施に移された。患者さんごとの薬剤の使用禁忌については、同一薬剤の規格違いについても警告を出すようにし、注射薬同士の併用禁忌の登録も可能となった。ユーザーより申し出のあった、オーダエントリ面での細かい修正も引き続き行なっている。

診療科共通の文書作成では、文書名の選択を各診療科に任せたため、文書検索において、登録文書名と文書の内容が一致しない問題が生じていたことが判明し、情報システム委員会の責任で、文書名を活かしながら所定の文書にたどり着けるように手を加えた。

システムトラブルとしては、2日以上にわたってレスポンスが低下したことから、ファ[*17]イリングサーバのクラスタ構成をスタンバイ方式から、デュアル方式に変更した。長時間のトラブルは2件であるが、短時間のトラブルを回避しえていない。結果的には、プログラムに修正を加えることが、毎回、トラブルの引き金になっており、すでに稼動しているプログラムのミスが、不定期に顕在化したことによるものではなかった。トラブルごとに原因の究明、対策を行なってきたが、再起動の実施を定期的に行なうなど、予防措置の充実を図る方針とした。

電子カルテ運用開始に備えて作成した各種の操作マニュアル、運用マニュアルは、1年を経過して、画面の表示、操作が大きく変化したため全面改訂を行ない、膨大な作業とはなったが、18年3月までに、実用に耐える改定が行なえたと自負している。

18年1月に、静岡県版電子カルテシステムに関する静岡県のプレス発表があり、当院は、電子診療情報提供システムに関し、報道各社からの取材を受けた。電子診療情報提供システムについては、当院ではパイロット病院として、実運用のテストを担当したに過ぎないが、従来の紹介状の文面の他に、処方、注射、検査結果、必要な画像をＣＤ－ＲＯＭに焼きこむことができるため、他施設へ伝える診療情報は飛躍的に増加する。ＣＤ－ＲＯＭを受け取った医療機関では、通常のパソコンで電子情報を読むことができ、診療情報交換の未来を提示したものと考えられる。

多額の経費を要する関係で最後に回されたＰＡＣＳ[*18]、ＲＩＳ[*19]、レポートシステムの導入経費が、平成16年度の補正予算に計上され、17年の年明けから、放射線システムについて具体的な取り組みが開始されていた。各種サーバが増設されるため、従来、放射線科に設置されていたサーバも、サーバ室でまとめて管理することとし、画像専用のＬＡＮ工事を併せて行なった。

18年3月末には、17年4月以降のＣＲ、ＣＴ画像を試験的に各端末で参照することが可能となり、ＭＲＩ画像も参照可能となった。18年6月には、放射線システムが本格稼働した。

18年3月に、静岡県版電子カルテシステムの進捗状況把握のための静岡県の視察があった。県版電子カルテの記録系となる、当院の電子カルテの内容に関しては問題がなく、相応の評価をえた。

電子カルテが障害を起こすと、病院の全機能がストップしてしまう。オーダは、まだ伝達の方法があるが、記録は見る方法がなく、まったくお手上げになる。電子カルテシステムが使えなくなっても、院内ＬＡＮが活きている限り、初診時カルテ、入院時カルテ、ＳＯＡＰの記載、処方、注射など最低限の記録を提示できる別系統のサーバを用意し、不測の障害に備えるサブカルテの工夫をした。

１年半の実績を通して、医師が問題視したキーボード入力は、５００床の地域中核病院において、診療を阻害しないことが証明された。電子カルテになると医師は画面ばかり見ていて、患者さんの方を向かないという懸念も、想像の産物であった。患者さん達は、自分の述べたことが医師によって入力され、カルテとして画面に出てくることに興味を示し、画面のデータや画像を医師と一緒に見られる事に共感を示している。カルテが医師だけのものでなく、患者さんと共有されるべきものであることの証左がここにある。

２００５年国際モダンホスピタルショウの電子カルテ

東芝、ＮＥＣ、富士通、ＮＴＴ東日本から、大病院向けの電子カルテが出品されていた。

システムエンジニアは、電子カルテの構築に際して、医療側の盛りだくさんな要求をよく取り入れているが、医療側の要求項目がすべて等価値に扱われ、メリハリのない総花的な構成になっている印象は否めない。

2社では、すべての要素を取り込んで総合的に構成されていたが、多くの情報、操作性を、一画面に同時に盛り込んでおり、一見便利そうであったが、不必要な情報が常に存在するため、使いたい画面の縮小を余儀なくされる印象が強かった。他の2社は、画面構成が比較的単純で好感が持てるが、1社は電子カルテとしての完成度が未だしの感があった。

各社とも、基本的に電子カルテの記載は、テンプレート入力を主体としており、キーボード入力は補助的な扱いである。記録の表示には、必要度、優先順位が考慮されておらず、医療者にとって必要な画面が提示されるまでのクリック数が予想以上に多い印象があった。

オーダエントリの問題に属するが、処方ではいずれも、薬品名、用量、用法、日数を別々に候補から選択し、入力する方式になっている。これに象徴されるように、展示された電子カルテは、短時間で、効果的な記載ができるように、突っ込んだ検討がなされたものとは必ずしも言えない。現状でも使用に耐えるものとは思われるが、理想的な完成品ではない。

初診患者診療の流れは、受付が終わった来院患者リストから患者さんを選択する形式で、患者問診表のテンプレートに医師が入力し、ＳＯＡＰの記載に移るものが多かった。診療科ごとに固有のテンプレートを作成するのを、初診カルテの共通の方式としており、紙の初診カルテのような従来形式のテンプレートは、1社を除いては用意していなかった。入院も、外来からの連続で捉えており、入院カルテといった特別な考え方はとられていない。

ＰＯＳの概念は不消化で、プロブレムにナンバーを振らないもの、1患者1プロブレムとして病名から選ぶものもあった。プロブレムごとに記載日が一覧表示され、プロブレムごとに別々に日付をクリックしないと、同じ日の複数のＳＯＡＰ記載を見ることができないのが2社あり、プロブレムとＳＯＡＰが、単にカルテに組み込まれているだけになっていて、実用性に欠ける感があった。

いずれも画像の参照は可能で、ＤＩＣＯＭ画像を直接配信する社もあった。ＳＯＡＰへの画像の貼り付けもできるが、検査の時系列比較ができない社もあり、過去の注射を時系列で比較することもできなかった。カルテ参照画面から、オーダのコピーができる社が1社あり、利便性が評価できた。

共通の記録上の約束事である[*20]ＸＭＬ、ＨＬ7を取り入れて、記録系全般を構成している社はなかった。明確なデータマイニングの概念は導入されていないが、テンプレートの内容であるデータの抽出、加工はできるとする社はあった。

文書類の整備が、電子カルテの使い勝手に大きく貢献することは明らかであるが、展示品では文書の整備まで踏み込んでおらず、院内の文書類はワープロで作成することになっており、求めに応じてベンダーがカスタマイズすることもできるとしていた。紙の文書はいずれもＰＤＦで読み込むが、すべて時系列表示で、用途による並べ順などの配慮は見られなかった。

４社は全医療者のための電子カルテと謳っているが、実際には医師の電子カルテとして構成されている印象が強く、看護記録との連携が強く意識されている印象は受けなかった。２社では、看護師のＳＯＡＰによる記載をまったく考慮していなかった。

看護記録は、電子カルテと対比した看護支援の概念で捉えられている感があり、[*21]クリティカルパスの概念も不消化で、医療者用パスのチェックが、即、看護記録と扱われている印象もあった。看護診断を全面に押し出した社もあるが、看護診断は看護計画の立案には意味があっても、看護記録ではない。いずれにしても、看護記録そのものへの取り組みが、あいまいな印象を受けた。

展示品のレスポンスはいずれも良かったが、データが蓄積されていない展示品のレスポンスから、実用上も良いという判断は、直ちには下し難い。

以上、展示された電子カルテは、医療者側の要件を一応満たしているが、システムエンジニアが医療者の要請を受けて、電子カルテの作成に取り組んだ一方向の構築段階に留まっており、実際に使っていく過程での医療者からのフィードバックによる、双方向のブラッシュアップはいまだ十分でない。

電子カルテを採用している病院では、大幅なカスタマイズを加えて、操作性もかなりの改善が行なわれているはずで、今回の展示品から、各病院の電子カルテの実態すべてを推し量るわけには行かないが、いずれの展示品も、医療者の使い勝手を考慮して、大幅なカスタマイズをしなければならず、多額の費用の発生が不可避であると予測される。電子カルテ導入費用の6割は、カスタマイズのための費用であると言われており、カスタマイズが成功したか否かが、採用した病院の電子カルテの使い勝手を決めるといってよい。

電子カルテがもたらしたもの

電子カルテは、病院に、なにをもたらしたか。一言で言えば、これまで、霧に包まれて、ぼんやりとしか見えなかった周囲の景色が、霧が晴れると同時に、鮮やかに、目の前に広がった感じである。悪筆のため、必要に迫られなければ読むことのなかった医師の記録が、嫌でも、活字となって、目の中に飛び込んでくる。快晴の日の富士山のように、四方八方から、クリアに仰ぎ見られるのである。

電子カルテになってみると、悪筆の弊害は、想像していた以上のものだった。また、手書きの記録が一カ所でしか見られない不便さも、実感していた以上のものだった。電子カルテ導入の前と後では、院内で交換される医療情報は、桁違いに増加している。このことが、チーム医療に貢献しないはずはないし、他のスタッフの目にさらされるオーディットの効果が、診療内容の向上に結びつかない筈がない。紙のカルテがなくなったことに伴う病院業務の合理化など、まったくの、余禄である。

電子カルテは患者さんに何をもたらしたか。服薬、注射、輸血に際して、バーコードによる患者照合を行ない、間違いを的確に防止している。アレルギー歴のある患者さんには、一旦指定した禁忌薬剤はオーダできないし、がんの化学療法もあらかじめ委員会で承認されたプロトコールしか選択できず、医療過誤が起きないよう規制してある。あらゆる医療行為が電子化によるコントロールを受け、医療の安全性は格段に向上している。

すべての医療行為について日時、責任者を明らかにした記載が、患者さん、ご家族をはじめ、第三者にも理解できる形で残されており、電子カルテの歴史はまだ浅いが、将来的には患者さんの生涯を通じたすべての医療記録が保存され、異なる施設間での診療情報の交換にも役立つであろう。

　昨今、古きよき時代の患者さんと医師の信頼関係を懐かしむ指摘が多い。医師の眼が患者さんに向かず、データや写真に釘付けになっているのは、残念ながら現代の診療実態である。目の前の患者さんから、直接診療情報を取ろうとしないのは、頼れるデータが検査で得られるようになった時代の流れである。おなかを外から触って得られる情報と、内視鏡、エコー、ＣＴ、ＭＲＩで得られる情報量の間には格段の差がある。

　今は失われたと嘆かれる患者さんとの間の古きよき人間関係を再建するのに、アナログ時代への後戻りはできない。昔の信頼関係は、患者さんに問診をし、手で触れて診察をする段階で得られていた。検査で信頼性の高い診療情報が入手できるようになった今の時代、好ましい人間関係を構築するのは、精度の高い診療情報を集積した後でなければならない。

　デジタル時代の信頼性のあるよき人間関係は、理解できる診療情報を電子カルテで共有し、患者さんと医療者が対等の立場で、充分納得がいくインフォームドコンセントを交すことにより構築される。21世紀の医療の鍵は、電子カルテが握る。

現在、電子カルテの普及を妨げている最大の要因は、億単位の導入経費である。国は電子カルテの普及を目指しているが、医療費を締め上げるのに必死で、電子カルテ化のような設備投資には医療費を配分せず、個々の病院の開発に任せている。

当院が電子カルテの導入を計画した時点では、使用に耐えると思うパッケージは世の中に提示されていなかった。オーダエントリシステムに続けて、エスビーエス情報システムとともに、電子カルテを独自に開発する方針を取ったのは、当院にとっては自然な流れであった。

しかしＩＴの世界の進歩は早い。多大の時間と労力を要する自主開発を、いまさら、新たな施設で繰り返すのは愚である。しかし、現在、ＩＴ各社によって提案されているパッケージは、システムエンジニアが構築したままで、医療者であるユーザーからのフィードバックが充分とは言えないから、カスタマイズがうまくいかないと、使い勝手はよくならない。

電子カルテの経費の6割といわれる巨額な費用をカスタマイズにつぎ込んでも、優れた電子カルテに仕上がらなければ、医療現場は悲劇を背負い込む。使い勝手向上のために、医療者の立場からつぎ込む労力が、カスタマイズ成功の鍵を握る。

診療録のあり方を見据えて、自主開発に取り組んだ当院の電子カルテは、その成り立ちから、医療者からエンジニアへの必要な情報の伝達、システム開発後の、医療者からエンジニアへのフィードバックによる、使い勝手のブラッシュアップが、充分に果たされている。そのまま他院での利用を推奨するだけの自負もあるし、すでに他院で使用されて、評価されている実績もある。

静岡県版電子カルテでは、プロブレムを立て、ＳＯＡＰで記載する当院の電子カルテの記録系が、２００床クラスの病院に対する、診療記録管理システムの中核機能を担っており、看護情報支援システムも、当院のシステムが採用されている。

オーダエントリシステムの時代、オーダエントリは病院の機能の一部に過ぎなかった。電子カルテシステムの時代になると、電子カルテは病院の全機能を支配する。電子カルテがトラブルを起こせば、病院の全機能が停止する。電子カルテの最大の課題は、停電時の自家発電に相当する、電子カルテシステム障害時の補完対策である。

おわりに

電子カルテシステムの構築は、理想とする新大陸を目指す海図無き航海のようなものだった。順風満帆の日もあれば、暴風雨にも翻弄された。新大陸に到達した達成感は得られたが、新大陸には無限の広がりが待っている。

稿を終えるにあたり、長年にわたって電子カルテの開発を共にしてきた多くの方々の、真摯な取り組みに敬意を表する。

ワーキンググループとして、最も中心的な活動をしてきた、当院、藤本肇放射線科部長、小林香副看護部長、真野徹主任薬剤員、岩崎寿代主任臨床検査技師、大貫晃主任医療主事、エスビーエス情報システムの清水俊郎医療カンパニー長、中川統之、高木昭博、栗田友和、鈴木逸の諸氏に、深甚なる感謝の意を表したい。

看護記録の構築に尽力された大場峰子、田村かよ子両看護師長、ならびに、それぞれの部門システムの構築に努力された多くの方々、電子カルテがスタートした後、初期の不具合に耐えて、完成度を上げるのに協力を惜しまなかった病院のスタッフ諸氏全員に、あらためて謝意を表したい。

エスビーエス情報システムでも、われわれの知らないところで、多くの方の尽力を得たはずである。また、編集、出版に当たっては、静岡新聞社並びに、地域情報化研究所にも尽力いただいた。ここにお礼を申し上げる。

当院の電子カルテは、現在、システム管理者の小沢弘侑病院長の下、後藤信昭副院長が情報システム委員会の責任者として、システムの管理、運営にあたっており、林良明副院長が実務を監査している。情報管理係長に昇任した大貫晃主任医療主事は、情報部門の唯一の専従者として、すべての面に目を光らせており、情報システム管理の基礎が固まった。

当院電子カルテが、時代の進歩とともに、今後、益々、充実していくことを期待し、全国的な電子カルテの普及が、二十一世紀の医療の発展に寄与することを祈ってやまない。

＊1　オーディット
監査を意味する語だが、医療の世界では主治医の書いた診療録を第三者が査読することにより、記載形式、記載内容をチェックし、必要とあれば修正を求めることを指す。

＊2　ＨＬ7
Health Level Sevenの略。「医療情報システム間のＩＳＯ-ＯＳＩ第7層アプリケーション層」に由来する。医療情報交換のための標準規約で、患者管理、オーダ、照会、財務、検査報告、マスタファイル、情報管理、予約、患者紹介、患者ケア、ラボラトリオートメーション、アプリケーション管理、人事管理などの情報交換を取り扱う。

＊3　オーダエントリシステム
従来手書きであった処方箋や検査依頼書などをコンピュータ入力することで、それ以降の業務（投薬や会計など）の省力化をはかるシステム。患者さんの待ち時間短縮、医療事故の防止などの効果が見込まれる。

*4 PDF

アドビシステムズ社が策定したファイルフォーマット、Portable Document Format の略で、コンピュータ上の文書を扱う形式の一つとして広く普及している。作成した文書を、異なる環境のコンピュータで開いても、本来のレイアウト通りに表示・印刷できるため汎用的に用いられる。

*5 電子レセプト

現在診療報酬の事務は、いずれの医療機関でも医事会計コンピュータで行なわれているが、従来支払い基金への診療報酬の請求は、一旦紙にプリントアウトして行なってきた。電子レセプトでは直接電子媒体に収録して診療報酬の請求を行なうもので、厚生労働省は診療費請求事務の簡素化を目指して普及を図っている。

*6 バグ

コンピュータシステムのプログラムに含まれる誤りや不具合。

＊7　ホストコンピュータ
高い処理能力を備え、複雑で高度な演算処理、ネットワーク全体のコントロールと管理を集中的に実行するコンピュータ。垂直分散型（クライアント・サーバシステムとは違い、端末側では演算処理をほとんど行なわない）コンピュータシステムの中心的役割を果たす。

＊8　クライアント・サーバシステム
アプリケーションソフト、データベースなどの情報資源を集中管理するコンピュータ（サーバ）とサーバの管理する資源を利用するコンピュータ（クライアント）で構成されるコンピュータネットワーク。役割ごとにサーバを複数設置し、クライアントからの処理を分散して対応する。

＊9　ＸＭＬ
文書やデータを記述するための言語の一つ。eXtensible Markup Languageの略で、拡張可能なマーク付け言語と訳される。コンピュータ同士でのデータの送受信に用い

られる。

*10　ＩＣＤ10

世界保健機関（WHO）によって公表された、『疾病及び関連保険問題の国際統計分類』(International statistical Classification of Diseases and related health problems）の略で、10は第十版を表す。さまざまな疾病のデータの体系的な記録、分析、解釈及び比較などに用いられる。

*11　ムンテラ

ドイツ語のムント（口）テラピー（治療）の略。患者さんへ病状を説明し、安心を得るという意味でテラピーという語が使われていたが、医師から患者さんへの一方向の情報伝達の傾向があり、現在のインフォームドコンセントのもつ、患者さんの同意を得て治療を開始するという双方向の情報交換の概念が欠けている。

*12　ＤＩＣＯＭ

Digital Imaging and Communication in Medicineの略。米国放射線学会（ＡＣＲ）と北米電子機器工業会（ＮＥＭＡ）が開発したＣＴやＭＲＩ、ＣＲなどで撮影した医用画像のフォーマットと、それらの画像を扱う医用画像機器間の通信プロトコルを定義した標準規格。

＊13　アナムネーゼ
本来はドイツ語。現在看護師が使用しているアナムネーゼの概念は、患者さんの入院時の主訴、現病歴、既往歴、家族歴、身体状況、生活習慣などの聴取、記録を行なうことを指す。

＊14　ＰＤＡ
Personal Digital Assistantsの略で、携帯情報端末と訳される。ノートパソコンに比べると機能は限定されるが、軽量で持ち歩きがしやすく電源コード類を必要としないため、病室などでの情報閲覧・登録に用いられる。

＊15　グループウェア

組織内のコンピュータネットワークを活用した情報共有のためのシステム。ネットワーク内のユーザ同士で情報の交換や共有ができるようになっており、業務の効率化を可能にする。電子メール、電子掲示板、文書管理、スケジュールなどの機能を備える。

＊16　静岡県版電子カルテシステム

静岡県が独自に委託開発した電子カルテシステム。最新の情報はURLを参照。
http://mi.hama-med.ac.jp/emr/medic/about.html

＊17　ファイリングサーバ（ファイルサーバ）

コンピュータ上のデータ、ファイルを他のコンピュータと共有し、外部から利用できるようにするコンピュータ。ファイリングサーバ上にあるデータは、権限に応じて読み書きできるため、データの一括管理が可能となる

＊18　ＰＡＣＳ

Picture Archiving and Communication Systemの略で、画像保管伝送システムと訳される。各種の画像診断機器によって得られる画像データを保管、通信、表示、読影するために用いられる。

＊19　ＲＩＳ

Radiology Information Systemの略で、放射線情報（管理）システムと訳される。放射線のオーダ（予約）、レポートなどの情報を管理・運用するのに用いられる。

＊20　データマイニング

種々の統計解析手法を用いて大量のデータを分析し、隠れた関係性や意味を見つけ出す手法、またはそのプロセスのこと。通常のデータの扱い方からは想像が及びにくい、発見的な知識獲得が可能であるという期待を含意している。

＊21　クリティカルパス

計画通りの進行が予想される日常的な検査や手術を選び、病院全体で事前に立てた入院から退院までの診療計画に従って、医療スタッフが医療行為を行なうとともに、患者さんにもあらかじめ計画の全容を明示して、診療内容をオープンにする診療方式をいう。

秋山　暢夫（あきやま・のぶお）
東大医学部卒、東大医科学研究所教授、同付属病院長、沼津市立病院長を経て、現在、同病院名誉院長

実践的「電子カルテ論」 21世紀の医療の鍵はＩＴが握る

静新新書　007

2006年12月26日初版発行

著　者／秋山　暢夫
発行者／松井　　純
発行所／静岡新聞社
〒422-8033　静岡市駿河区登呂3-1-1
電話　054-284-1666

印刷・製本　図書印刷
・定価はカバーに表示してあります
・落丁本、乱丁本はお取替えいたします

ISBN4-7838-0329-3 C1247